# トラウマ

## 「こころの傷」をどう癒やすか

杉山登志郎

講談社現代新書
2752

●イラスト　あまこさん

# はじめに

トラウマとは、抱えきれないほどの辛い体験によって受けたこころの傷をあらわします。重症なトラウマは、自然治癒が極めて困難で、心身に大きなマイナスの影響が生じてきます。この治療のためには、「トラウマ処理」と呼ばれる特殊な心理療法が必要になってきます。しかしこのようなことは十分に知られていないため、トラウマを抱えながら苦闘されている人々が多数存在します。

本書は、深刻な問題を生み出しているトラウマのあまり知られていない知識と、その治療法について書かれています。

トラウマという言葉は、すでに口常語になっていますが、正しく理解されていないところが多々あります。あなたは以下の10項目についてどう考えますか。

①トラウマは日常的によく起きるものなので、だれでも一つや二つトラウマを持っている。
②日本で一番遭遇する可能性が高いトラウマは、地震などの大災害である。
③トラウマは「こころの傷」なので、不安神経症と同様に脳波の異常や脳の形の変化までは起きない。

④トラウマは分かりやすいイベントなので、精神科の他の病気に誤診されることは希だ。
⑤深刻なトラウマでも、時間が経てば徐々に治ってゆく。
⑥深刻なトラウマがあっても、それにいっさい触れず、本人も忘れるように努力すればやがて元気に生活ができる。
⑦したがって、トラウマがあっても一般的にからだの健康には大きな影響はない。
⑧トラウマの治療には、共感し、傾聴するカウンセリングが何より有効だ。
⑨深刻なトラウマを負った子どもたちであっても、しっかりと愛情を注ぐことでトラウマの傷を癒やすことができる。
⑩トラウマ治療は時間が大変にかかるので一般的な保険診療では実施できない。

実は10項目、全部誤っています。

本書をお読みいただければ、どこが誤っているのか理解いただけると思いますが、もっとも誤解されていると筆者が感じる、日常語のトラウマと治療の対象となるトラウマとの違いについて、最初に補足を行っておきます。

日常語という意味でトラウマを捉えれば、①は必ずしも誤りではありません。しかし治療を要するレベルのトラウマというものは、まったく別ものです。それが②に関連します。

深刻なトラウマの最たるものが性被害を含む、子ども虐待の被害です。驚くべきことに、子ども虐待のような長期にわたり反復されるトラウマ体験は、脳の構造にもはっきりとした変化を起こします。長期反復性のトラウマがあると、一般的なカウンセリングではかえって悪化することが多いので、特別な対応が必要になります。

注意を喚起したいことがあります。児童相談所における子ども虐待の相談対応件数は、わが国において数年にわたり年間20万件を超えています（２０２０年～２０２２年）。わが国の年間出生数は同じ時期において、年間80万人前後でした。つまり単純な計算をすると、相談対応件数は、出生数の４分の１ほどの数字になっているのです。こうなるとすでにこの10年あまり、幼稚園、学校、児童クラブなど、子どものどの現場においても、被虐待児に出会わないことはないという状況がすでに起きています。

子ども虐待のような重症のトラウマ（長期反復性トラウマ）は、さまざまな精神科の症状を引き起こします。特にその一部は発達障害の診断を受けます。そして未治療のまま成人に到ったとき、高い割合で今度は子ども虐待の加害側になってしまいます。これは「子ども虐待の世代間連鎖」として知られている現象ですが、現在ではその連鎖率は7割を超えると報告されています。つまり、虐待が連鎖しない割合は実に3割以下しかないのです。

後で詳細に紹介しますが、すでに20世紀の終わりに、子ども虐待をはじめとする子ども時代の逆境体験が、後の成人期にどのような影響を及ぼすのかという大規模な調査が行われました。その結果わかったことは、虐待経験者は、心臓病、肝臓病、慢性肺炎、さらに肥満、早期妊娠などが何倍も起きやすく、寿命も大変に短くなるという事実でした。さらには違法薬物依存などが生じる可能性も非常に高く、犯罪や地域の安全にも深く関係していたのです。

トラウマがもたらすさまざまな問題が知られるにつれて、わが国においても、重症のトラウマへの治療のニーズが大変に高くなっています。ところがわが国において、これまでトラウマへの治療は必ずしも十分ではありませんでした。

そもそもなぜかわが国では、子ども虐待のケアにおいてトラウマの治療という視点が欠落していました。加害を行う親の側も大半は元被虐待児であり、治療を必要としています。ところがわが国において、虐待を受けた子どもの保護のみで、トラウマの原因となる家族への治療が行われてこなかったのです。直ちに理解できるようにこれでは根本的な解決になりません。

なぜトラウマ治療の普及が遅れたのか。それには、さまざまな理由があると考えられます。そのひとつは治療法です。従来開発されてきたトラウマ治療の多くは時間をかけて実施するタイプのものです。一人ひとりに時間がかかるということは、数多くのクライアントの治療を行ううえで、足かせになります。また、重症なトラウマについて、その存在はずっと以前から分かっていたのにもかかわらず、国際的診断基準に取り上げられてきませんでした。そのような重症なトラウマである「複雑性PTSD」がWHO作成の国際疾病分類第11版（ICD-11）に登場し、診断基準が確定したのは実に2018年のことです。

しかし、実はもうひとつ隠れた大きな問題があります。それは、重症のトラウマの場合、治療中に「解除反応」もしくは「除反応」という、過去の辛い体験のフラッシュバックが溢《あふ》れ出し、収拾がつかなくなる現象がしばしば起きるのです。ベテランの治療者であればあるほど、この大変な状況をどこかで経験しているので、トラウマ処理で危険な領域に踏み込むことに躊躇《ちゅうちょ》するということが起きてしまうのです。

筆者は過去10年あまりをかけて、安全で、誰でもできる簡易型トラウマ処理、TSプロトコール（Traumatic Stressプロトコール）の開発に取り組んできました。この1〜2年でその骨子がようやく固まり、ランダム化比較試験（RCT）という科学的な判定方法を行い、効果がしっかりと認められました。その結果を日本語と、英語の論文にして、それぞれ専門の雑誌に掲載されました。

筆者は走りながら考えるタイプの臨床医です。この簡易型トラウマ処理については、数冊の本をすでに書いています。私の著作をくまなく読まれている「理想的な読者」というものが存在するなら、TSプロトコールと命名された簡易型トラウマ処理のやり方や細部が少しずつ進化していることに気付かれるのではないかと思います。要するに試行錯誤を繰り返して現在の形になってきたわけですが、実はもうひとつ重要なことがあります。それはこのTSプロトコールの効果について、開発者自身が途中まで半信半疑であったということです。

臨床での試行を重ねてこの形に落ち着いたとは言え、TSプロトコールは非常に単純で、しかもきわめて奇異な治療法であることを、開発者自身が認めざるを得ません。こんなやり方で重症な複雑性PTSDに対する治療が本当にできるのかという疑問が湧くのは、まあ当然といえば当然です。筆者自身、TSプロトコールの治療効果を確信したのは、正直に言うとランダム化比較試験をやってみて、こんなに高い（客観的な）有効性があるんだと驚いて（！）以後のことです。

これまで筆者は、TSプロトコールのテキストを何冊か書いてきたと述べました。しかし、これは一般書というよりは、いま現在、複雑性PTSDと格闘をしている専門家が読むための専門書です。

本書はもうすこし一般的な読者に向けて、重症のトラウマとはいかなるものかを説明するとともに、トラウマ処理と呼ばれる治療法と、筆者が開発した簡易型トラウマ処理TS

プロトコールの説明を行う目的で書かれています。
実はもうひとつの読者を想定しています。長期にわたる深刻なトラウマを抱える当事者の方々です。トラウマ処理という特殊な心理療法は、まだまだ行きわたっておりません。そのため、精神科を受診し、この治療に出会う確率ははっきり言って高いものではありません。TSプロトコールの特に手動処理は、安全性が高いので、セルフケアでも実施が可能です。もちろん、専門家が伴走して治療を行ったほうが良いことは言うまでもありませんが。
トラウマ処理は難しいものではありません。いまや安全に誰でもできる心理治療です。筆者は、臨床とはサービス業であると考えています。トラウマへの正しい理解が進み、高いニーズを持つトラウマへの治療という臨床に一人でも多くの方に参加してほしいと願っています。

注　本書で紹介しているTSプロトコールを、動画で解説しています。ページに記載されている二次元バーコードやurlから御覧いただけます。

https://bookclub.kodansha.co.jp/product?item=0000396515

## 目次

## 第10章　トラウマ治療の実用知識

# 第１章　トラウマとフラッシュバック

## 1-1　トラウマとは

「はじめに」でも触れましたが、改めてトラウマについて、ミニマムな定義をしておきます。先に述べたように、トラウマという言葉が比較的広い意味で日常的に使われているからです。

トラウマ（trauma）はギリシャ語の語源では単に傷のことで、医学でももともとは身体的な傷のことを表していましたが、こころの傷（心的外傷）のことも同じトラウマという用語で表すようになりました。それは、からだの傷もこころの傷もともに、からだとこころの相互に影響を与えるからです。本書でトラウマと言うときには、「心的外傷」をさします。そして後に詳しく述べますが、トラウマには実は二つの異なった形があります。一つは1回だけの大変に怖い体験です。これを専門用語で単回性トラウマと呼びます。

もうひとつが長期間にわたり大変に怖い体験が繰り返し起きた場合です。この本でもっぱら扱うのは後者のほうです。こちらの診断基準の確定がごくごく最近になされたことは先に述べました。そこで起きてくる様々な症状に対し、トラウマ処理という特別な心理療法が必要になってきます。

次節で筆者がトラウマ処理という特殊な心理療法に踏み込むきっかけになった症例を紹介します。

## 1-2　トラウマ処理を学ぶきっかけになった症例

受診してきたのは、7歳の女児とその弟でした。子どもたちを産んだ母親は不安定な家庭に育ち、母親の父（子どもたちの祖父）から虐待を受け、養護施設で暮らしたこともあるといいます。この母親に先に述べた「虐待の世代間連鎖」が起きました。母親は子どもたちに暴力をふるうことも多く、姉は幼児期から逆上した母親に首を絞められたことが何度もあったようです。子どもへの虐待をめぐって両親は対立を繰り返し、最終的に離婚しました。

しばらく父子で暮らした後、父親は再婚しました。新しく二人の子どもの母親となった義母も、また元被虐待児でした。義母は、酒乱の父（子どもたちの義理の祖父）から家族へのDV（ドメスティック・バイオレンス）が繰り返される家庭で育ち、中学生ごろから家出を何度も繰り返しました。高校を出て自立した後に結婚しましたが、最初の夫は父とそっくりで酒が入ると暴力的になる人でした。義母は最初の夫に見切りをつけ離婚し、その後、きょうだいの父親と出会い再婚したのです。すると今度は義母から幼いきょうだいへの激しい虐待が生じるようになりました。この時点で受診になったのです。筆者は直ちに親子併行治療を開始しました。

筆者はユング派の高名な分析家シュピーゲルマン氏から教育分析を受けたという経歴があり、重症の症例に関しては大人、子ども問わず、夢や絵など、イメージを用いた心理療法を行ってきました。義母にも、夢を用いた治療を行いました。象徴的な夢が毎回語られ、義母の抑うつはほどなく軽快しましたが、子どもへの虐待は止まりませんでした。

そのうち次のような現象が起きているのに筆者は気付きました。義母の夢の中にもとの家族が現れ、現在の家族にそれが重なります。それを取り上げる中で、筆者としては治療が深まったと感じられます。ところが次の回に確認すると、前回のセッションの記憶が飛んでいるのです。いったい何が起きているのでしょう。心理療法の中で深い介入が行われた時、義母の側に強烈なフラッシュバックが生じ、治療の記憶を吹き飛ばしているのです。この状況が繰り返され、治療は悪夢のような堂々めぐりを呈することになりました。結局、父親と義母は双方とも2回目の離婚をし、義母への治療はそれに伴って中断になりました。きょうだいはその後も長い時間をかけた治療を行い、二人ともほぼ完治に至ることができました。

この義母への治療の経験は、筆者には深い衝撃となりました。治療は進んだのに改善に至らなかったからです。長い長い時間をかければそれなりに進展が得られるとしても、その間に子どもへの虐待は続けられることになります。重いトラウマを核に抱えていると、深い介入はフラッシュバックを引き起こし、そのために堂々めぐりが起きてしまうのです。フロイトが『快感原則の彼岸』において反復強迫と述べていたのはこの現象を指しているということに思い当たりました。つまり、トラウマそのものへの治療が必要であるのです。

その当時、トラウマの治療への有効性に関するエビデンスを持つ治療法は、認知行動療法（ＣＢＴ）による遷延暴露法（Foa et al., 2007 巻末参考文献参照）とＥＭＤＲ（Eye Movement Desensitization and Reprocessing：眼球運動による脱感作と再処理法 Shapiro,2001）のみでした。

遷延暴露法とは、トラウマを語らせ続けて、慣れを生じさせるという治療法です。患者のトラウマになっている出来事をできるだけ詳しく語らせ、それをテープに録音します。そしてこのテープを毎日何回も反復して聞くのです。何度も何度も聞く（暴露を受ける）うちに、その衝撃が消え、平静にトラウマを振り返ることができるようになってきます。

もうひとつのＥＭＤＲは、トラウマの記憶を想起しながら左右交互に眼球を動かすのを続けていくと、トラウマ記憶との間に心理的な距離を持てるようになることが明らかになり、この作用を利用して作られたトラウマ処理の技法です。トラウマを想起しながら眼球を25回から30回ほど左右に動かすことを続けると、トラウマ映像がどんどん変わっていきます。最初に標的とした辛い記憶の苦痛が薄れていき、それに伴って、最初は思い出せなかった新たな映像が浮かび上がってきます。そして同時に肯定的自己認知の評価が上がってくるという治療法です。

あらかじめ触れておきたいのですが、実はこの認知行動療法の暴露法もEMDRもどちらかというと単回性のトラウマへの治療に作られていて、両者ともより重症な複雑性PTSD治療のためには、基本的な手技にプラスした工夫がさらに必要になってきます。これについては後に述べます。

筆者はEMDRを選択しました。遷延暴露法を行うとなると、トラウマの体験を話す、言語化が必須になりますが、筆者が担当する子どもや発達障害（神経発達症）の場合、トラウマの言語化そのものが非常に困難な場合が多いので、やむを得ざる選択でした。そうしてEMDRの講習を受け、実際に臨床に用いてみて、その効果に驚嘆しました。

また、これまで長い間探し求めていた自閉症のタイムスリップ現象の治療法が見つかるという、筆者にとっては大発見もありました（この治療手技については後述します）。自閉症のタイムスリップ現象とは、自閉症児がはるか昔のことを突然に持ち出し、あたかもつい先ほど起きたかのように扱う、自閉症特有の記憶にまつわる症状で、筆者自身が初めて取り上げました。これはフラッシュバックの一種なのですが、この現象に由来する殺人事件まで起きているため、筆者は治療法を探し求めていたのです。

さらに解離のレベルが非常に高い、解離性同一性障害（ＤＩＤ）への治療技法である自我状態療法の講習を受け、広義の臨床催眠に属するこの特殊な治療技法を学びました。そうして再度、きわめて難治性と考えていた多重人格の治療が安全に速やかに進むことに驚嘆しました。筆者は正直なところ、50歳を過ぎて自分の精神科医としての力量が上がる可能性などまったく考えていませんでした。こうしてトラウマ処理を学んだ後、治療ができる領域が大きく広がったと実感し、なんと自分は傲慢だったのだろうと深く恥じ入ることになったのです。臨床医たるもの、一生が己の治療技術の革新とその探究です。それを怠るとあっという間に、時代のニーズに応えることができない、「慢性精神科医」に陥ってしまうのです。

付け加えれば、この体験は筆者にとって精神科医としてのターニング・ポイントでした。筆者はその後、自らの治療技法を高めるため積極的に様々なトラウマ技法の習得に努めるようになりました。また臨床の達人、神田橋條治先生の門を叩き、陪席に加わらせていただきました。さらに臨床催眠、遠絡療法、漢方薬の活用、極少量処方の活用などなど、精神医学の王道からきっちり外れていくことになります。

## 1-3　フラッシュバックとは

フラッシュバックという現象について、筆者なりにまとめてみたいと思います。

命が脅かされるような危機的な体験、あるいは、レイプ被害のような大変に辛い体験に遭遇したとき、記憶が保持できず、ちょうどサーキットブレーカーが落ちるように、こころを守るために記憶を飛ばすという現象が生じます。これが解離（解離性健忘）です。しかし本当に忘れてしまったら、何度も危ない目に遭う危険がむしろ増してしまいます。そこで、一度体験した危険に似た状況になると、からだに警戒警報が自動的に生じるようになります。これは生来に備わっている防御反応です。しかし、この防御反応がきっかけとなって、辛い体験の再体験が起きてきます。これがフラッシュバックです。

いくつか留意が必要です。まずこの引き金となる記憶は一般的なエピソード記憶ではありません。しばしば非常に官能的な記憶がフラッシュバックを引き起こすトラウマの原因となります。

典型的なケースを紹介しましょう。継続的な性的虐待を幼い頃から受け、さまざまな問題を生じながら普通の家庭を築いた女性の事例です。息子が生まれ、幼い頃は溺愛していましたが、息子が中学生になった頃、突然に激しい拒絶に転じ、同室にいることすらできなくなったのです。理由は息子の体臭でした。青年期を迎え、息子が持つようになった男性の体臭が性被害の体験の耐えがたいフラッシュバックの引き金になったのです。

また筆者は、薬局の前で突然にフラッシュバックが起きて動けなくなってしまう方の治療を行ったこともあります。一家心中のサバイバー（生存者）です。風邪薬ということで家族に毒薬が分けられ、何人かは亡くなり、何人かは生き残りました。この時に使われた風邪薬の赤いビンがフラッシュバックの引き金になるのです。さらに注目したのは、この方の場合、からだが反応して動けなくなるということが先に生じ、あっと周りを見渡して初めて自分が薬局の前を歩いていて、薬局の薬棚に赤いビンを見つけるという順番になることです。

さらに、後述する複雑性PTSDの場合、長期反復性のトラウマ体験があるために、いつでもどこでもフラッシュバックが生じてきます。薬物依存症の自助をサポートしているダルク女性ハウスの施設長である上岡陽江氏は著書（2010）の中で、この状態をドラえもんの「どこでもドア」と表現しています。パチンコをしていても、食事をしていても、スーパーで買い物をしていても、突然フラッシュバックが生じ、虐待場面のただ中に立ちすくむことになるのです。

つまり、フラッシュバック自体が、大変に辛い体験になってきます。このことが留意すべき第二の点です。フラッシュバックは再想起ではありません。単純に辛い体験を思い出すというレベルのものではなく、再体験に限りなく近い現象なのだと思います。

子どもに特徴的と知られているのは、再演という現象です。自由遊びで、トラウマ場面をなんども再現してみせるのです。ウルトラマン人形の足をつかみ、コップに水をはって、「反省しろ」と叫びながら頭からウルトラマンを水につけては引き上げるという遊びを繰り返す子がいます。いうまでもなく、保護者から水責めにあったという経験の子どもが演じる再演です。なぜこんな現象が生じるのでしょうか。

「繰り返すことで乗り越えるため」と説明されているのですが、筆者は再演を繰り返しているうちにトラウマを乗り越えた子どもなど見たことがないので、やはりこの現象自体、治療が必要なフラッシュバックの一種なのではないかと思うのです。

以前に治療を行った症例です。トラウマ治療を行った子どものお母さん（つまり子どもの治療と一緒にトラウマ治療を行った母親）が自分のお母さん（お子さんからみると祖母）を外来に連れてきました。治療してほしいというのです。すでに60歳を過ぎるこの方の父親は酒乱でお酒を飲むと暴れだし、家族に暴力をふるう毎日だったそうです。結婚した夫は暴力こそなかったものの、毎日激しい暴言を彼女に浴びせ、同居した舅《しゅうと》も酒乱で暴れ、さらに夫は舅が暴れ出すと家を飛び出して逃げてしまい、自分だけが取り残されて舅をなだめたり暴言を受け止めたりしたそうです。父親も舅もずっと昔に亡くなったのに、すべての大声に対しこの方はフリーズして動けなくなることが続いていて、今度はそれを周りの人から非難されると言います。

「今からでも良くなるのでしょうか？」と申し訳なさそうに言うクライアントに、「ともかくやってみましょう」と治療を開始しました。速やかに治療は進み、その結果、人生で初めて夜ぐっすりと眠ることができるようになったそうです。それだけでなく、腰の痛みが消え、慢性的だった激しい喉のつかえがなくなり、夫の怒鳴り声を少しだけ聞き流すことができるようになり……と大きな変化が起きました。

重症のトラウマが引き起こすフラッシュバックはさほどに自然に消えていくことがないのです。

## 1-4 トラウマと嗜癖と健康

長期反復性のトラウマを抱えた被害者には、嗜癖《しへき》（喫煙、飲酒、違法薬物使用）が大変に生じやすいことが知られています。つまり、辛いフラッシュバックが繰り返されるので、その（誤った）自己治療として嗜癖が生じるのです。わが国においても児童期逆境体験（The Adverse Childhood Experiences ; ACE）が話題になるようになりました。

この研究は内科医フェリッティによって1990年代後半に始まりました（Felitti et al, 1998）。フェリッティは内分泌専門の内科医です。糖尿病の患者にダイエットを実施していくなかで、痩せることに著しい抵抗を示す女性が何人もいることに彼は気付きました。その動機が「痩せて魅力がある体型になったら男から襲われるので心配」ということに驚愕し、予防医学の視点から、アメリカの疾病対策センターとともに、大々的な調査を開始しました。これが児童期逆境体験の系統的調査です。フェリッティらは2回に分けて（第1次1995〜1996；第2次1997）調査をおこない、カリフォルニアに在住する合計1万7337人から回答を得ました（回収率71％）。1998年の最初の論文では、第1次の被験者9508人の回答を元に分析の結果が示されました。

調査の対象となった方々の多くは、社会階層で言えば中から上に属する方々でした。フェリッティらは次のような、比較的単純で簡便な調査を行いました。生後18年間に、「身体的虐待」「性的虐待」「心理的虐待」の有無（それぞれ1点）、また家庭の機能不全として、「家庭内に服役した経験のある人がいた」「母親が暴力を振るわれていた」「アルコール／薬物乱用者がいた」「精神疾患／うつ病／自殺の危険がある人がいた」（それぞれ1点）と計7点満点で、0点から7点でスコアを付け、現在の状況と比較を行うというまあ単純な方法です。これによって約半世紀前の児童期の過酷な状況と今日の健康状態との比較を行ったのです。

この研究で、実に多くのことが明らかになりました。半世紀前に、すでに性的虐待が調査対象女性の21％も存在したこと。児童期逆境体験がしばしば重複すること。たとえば性的虐待がある場合には、他の児童期逆境体験スコアが女性2・0〜3・4倍に、男性1・6〜2・5倍に跳ね上がります。

特に重要なことは、児童期逆境体験が、精神的な健康のみならず、身体的健康にも、さらには望まない妊娠、10代の妊娠、仕事上の達成度の低さなどにも相関が認められ、社会的な適応全体に大きな影響を与えていることが示されたのです。

次頁の図表1－1をご覧ください。精神的健康というより、健康そのものに大変マイナスの影響を与えていることが浮かび上がってきます。6点以上だと寿命が平均より20年短いことも示されました。児童期の逆境体験とはこのように、実は一生にわたる強い「毒性」を持っていたのです。

特に児童期逆境体験と嗜癖とはきれいな相関が認められ、児童期逆境体験の重さを示す

| | | | |
|---|---|---|---|
| ● 慢性肺炎 | 3.9 | ○ 喫煙 | **4.0** |
| ● 狭心症や心筋梗塞 | 2.2 | ○ 肥満 | **1.6** |
| ● 肝臓病 | 2.4 | ○ 運動不足 | **1.3** |
| ● ガン | 1.9 | ○ うつ病 | **4.6** |
| ● 糖尿病 | 1.6 | ○ 自殺企図 | **12.2** |
| ● 性感染症 | 2.5 | ○ アルコール依存 | **7.4** |
| ● 脳卒中 | 2.4 | ○ 違法薬物使用 | **4.7** |
| ● 骨折 | 1.6 | ○ 薬物の静脈注射 | **10.3** |

**図表1－1　ACE点数４点以上の場合と０点の場合を比較したオッズ比** (Felitti et al., 1998)

スコアが高くなるにつれて直線的な増加が示されました。フラッシュバックが大変に辛いので、それに対する自己治療として、飲酒、喫煙、さらに違法薬物への依存が生じるのです。それがさまざまな健康へのマイナスの影響に跳ね返ってきます。タバコを吸い続ければ、慢性肺疾患、冠動脈疾患などに影響が出ることは当然であり、さらにアルコールを過剰摂取し続ければ肝臓疾患、糖尿病、肥満などに影響が生じます。違法薬物を使用し続ければ、本人の健康を蝕むだけでなく、深刻な社会的な障害にも展開することが予想できます。

フェリッティらはこのような重要な指摘を行ったのですが、対処法としては予防医学的な視点から、地域における児童期逆境体験への介入といった内容に留まり、特に治療が必要なレベルに至った場合の具体的治療にまで進みませんでした。児童期逆境体験への治療は、このように精神保健のみならず、健康な生活、犯罪の抑止などに大きな寄与をするものとなってきます。

さらにこの研究で、児童期逆境体験のスコアが1点増加するごとに、自殺企図が2～5倍に増えることが示され、自殺企図のリスク値を計算してみると、児童期逆境体験の寄与率は67％に昇ることも明らかになりました。これもフラッシュバックの辛さが引き起こす現象であることは言うまでもありません。

さて、本書の主題であるトラウマ処理を説明する前に、現行の精神医学の診断について説明を行いたいと思います。そのうえで、トラウマ処理の対象となる病態、発達性トラウマ症と複雑性PTSDについて簡略なまとめを行います。

# 第2章　非科学的だったカテゴリー診断

## 2-1　カテゴリー診断の非科学性

精神科の診断は、他の医学領域の診断とは著しく異なっています。その理由はといえば、ごく最近まで脳の中で何が起きているか皆目分からなかったためです。脳科学が飛躍的に進歩した今日といえども、脳の中で何が起きているのか、まだ本当に分かったという状況にはほど遠いのではないでしょうか。興味のある方はぜひ櫻井（2023）による最新の解説『まちがえる脳』をお読みください。研究が進めば進むほど、これまで脳や精神病について解明されたと思われてきたことが、むしろまったく分かっていなかったという事実が明確に示されています。

最新の国際的診断基準であるアメリカ精神医学会が作成した「精神疾患の診断・統計マニュアル第5版」（DSM－5）あるいは、世界保健機関（WHO）が作成した「国際疾病分類第11版」（ICD－11）において、精神疾患は、理念型による診断が行われています。理念型という概念は、マックス・ウェーバーが社会科学を科学として成り立たせるための検討の中で作られたものです（Weber,1904）。それを精神医学に応用したのはヤスパースという後に哲学者になった医師です（Jaspers,1913）。理念型診断とは、端的にいえば、患者に現れる症状に基づく診断です。
一例を紹介します。DSM－5の注意欠如・多動症（ADHD）の診断基準は、「不注意」と「多動性および衝動性」に分けられます。
「不注意」では次のような項目が並びます。
a　学業、仕事、または他の活動中に、しばしば綿密に注意することができない（以下略）
b　課題または遊びの活動中に、しばしば注意を持続することが困難である
c　直接話しかけられたときに、しばしば聞いていないように見える
これがaからiまで9項目あって、子どもの場合は6項目以上に、成人は5項目以上に該当すると「不注意あり」と診断されます。
同じように「多動性および衝動性」を判定する項目も9つもあります。
a　しばしば手足をそわそわ動かしたりトントン叩いたりする。またはいすの上でもじもじする
b　席についていることが求められる場面でしばしば席を離れる
と続きます。「不注意」の判定と同様に、子どもは6項目以上、成人は5項目以上該当すると「多動性、衝動性あり」と診断されます。
以上の例からもわかるとおり、DSM診断は病因を特定しておらず、症状による診断に

とどまっています。一般的な病気は、疾病の病因が特定されており、バイオマーカーなどの客観的指標を参考に診断を行うことができますが、これとはまったく違うことが、お分かりいただけるのではないかと思います。

ＤＳＭ－５やＩＣＤ－11などの理念型診断は、症状の一覧表のようなものから成り立っていますが、実は、このリストに記載された症状以外にも診断の重要な手がかりがあります。その代表は、対人的相互交流の場に示される行動様式です。

精神症状は行動様式において示されることは、精神科医であれば誰しも賛同すると思います。躁状態の時と、うつ状態の時は、まさに行動様式が違っており、特に症状の一覧表のチェックを行わなくても瞭然と分かります。

経験豊富な児童精神科医であれば5階の窓から通りを見下ろしていても、道を歩く自閉症児を見つけ出すことは容易です。ちなみに筆者は、どんなところに行っても自閉症児や自閉症の成人を見つけてしまいます。こんなことが可能なのは、彼らに独特の行動特徴があるからに他なりません。ところがこのようなアナログ的な情報は、理念型診断の「症状」という言語による切り取りのみでは網羅することが困難です。

このことが、ＤＳＭ－５のような症状のみによる診断（これをカテゴリー診断と呼びます）が全盛の中で「診断の拡散」を招いてしまうのです。経験豊富とはいえない精神科医が、カテゴリー診断の症状リストに該当するかどうかだけで診断すると、どうしても過剰診断になってしまうのです。

今日、成人の臨床において、発達障害の診断が明らかに増えているのはこの理由によります。カテゴリー診断で陽性になるからといって、発達障害と診断して良いのかどうか、実は慎重な検討が必要なことは言うまでもありません。

大きな声では言いたくないのですが、このカテゴリー診断における診断の拡張を最大限利用したのがメガファーマであることにも注意する必要があります。

科学的エビデンスを求める社会全体の流れの中で、心理療法的な治療は認知行動療法が主流となり、薬物療法についてさまざまなエビデンスが示されるようになりました。

エビデンスに基づく治療を行うことは、それ自体歓迎すべきことですが、正しい診断がなされることが前提となります。患者ではない人に投薬治療をしても効果がないばかりか、かえって症状を悪化させる危険があります。しかし、前述したように、理念型のカテゴリー診断自体が曖昧なため、拡張して適用されがちで、本来であれば治療対象にならない方まで精神疾患と診断されています。

メガファーマは、DSM-5やICD-11などのカテゴリー診断が拡張的になりがちなことを最大限活用して、エビデンスがあるとされる医薬品をどんどん売り込んでいます。

こうした姿勢に筆者は危惧を覚えます。

後述するように、現在の精神科の病名は仮想概念であり、実体があるものではありません。実は、現在のカテゴリー診断が非科学的であることについてはすでに決着がついているのです。現在の診断は仮説に過ぎず、おそらく10年ぐらいの間に、大きく変化するのではないかと予想されます。

## 2-2　病因としてのゲノム変異

カテゴリー診断が無理ならば、近年全配列が明らかになったゲノムの解析を診断に使えばいいのではないかと思われる方も多いでしょう。確かに、ゲノム変異が、精神科疾患の成立に大きく影響していることは疑いありません。特に発達障害（神経発達症）は、遺伝的な素因が強いこともこれまでに示されてきました。ところが最近の分子生物学の研究で、発達障害とゲノム変異の関係は、想像されていたほど単純なものではないことがわかってきました。

特に重要なのが、従来の診断基準において一つではなくて、たくさんの疾患に関連が示される遺伝子変異の存在です（黒木、2020）。

重要な事実が二つあります。第一は、遺伝子変異は、精神科疾患の複数の診断カテゴリーに認められ、それらは統合失調症や双極性障害など主要な精神科疾患から発達障害にまで広がりが認められるということです。

第二は、それらの遺伝子変異が、特定の疾患における特異性をあまり示さないことです。たとえば、特定の遺伝子変異が認められる場合に、ある疾患について非常に高い発現率が認められるのであれば、そのゲノムの変異はその疾病に明らかな要因として働いていると分かります。

しかし、現実はそう単純なものではなかったのです。特定の精神疾患が発症するリスクが格段に高まる遺伝子変異はきわめて少なく、たいていの変異はわずかにリスクを高める程度のもので、しかも、主要な精神疾患に薄く広がっています。このように遺伝と精神疾患の関係は単純明快なものではなく、スッキリしない相関関係が存在するに留まっています。

さらにややこしいことに、最新の分子生物学の研究によって、ゲノム変異以外に、環境要因によって遺伝子のスイッチがオンになったりオフになったりする現象があることがわかってきました。エピジェネティクス（遺伝子スイッチ）です（第3章で詳しく説明します）。以上のことから分かるとおり、ゲノム変異だけを調べても、その人の精神疾患の発症リスクを測定することは困難です。ましてや、さらにそれを用いて精神疾患を分類し、診断することは不可能です。

現在までのゲノム解析が示す結論としては、ゲノム変異の単体ではなく、その集積によって精神科疾患を生じやすい素因が生じること、それに加えて、育ちの中で生じるさまざまな要因が絡み合って、発達障害を含む全ての精神科の「病気」に展開するというのが科学的に示された事実であるようです。

多数のゲノム変異が累積した時に、精神科疾患の臨床像が生じやすい基盤が作られるのですが、しかしそれはいくつものカテゴリー診断に重なっていて、さらに正常との間にも切れ目なく連続しているのです。

これは山の喩えを用いると分かりやすいかもしれません。発達障害それぞれは、穂高連峰のようなものです。どこまでが奥穂高岳でどこまでが前穂高岳でどこまでが西穂高岳なのか。さらに、穂高岳は連続的に槍ヶ岳まで繋がっています。一方、富士山は、穂高連峰とは隔絶した独立峰ですが、今度は、どこまでが富士山なのでしょうか。3合目か、5合目か、8合目か。分節点を持たず、広い裾野が広がっているのです。例えば先に示した注意欠如・多動症の診断基準では、不注意項目が6点以上の子どもの場合、不注意陽性となりますが、5点だったら不注意なしとして良いのか。こんな議論がすぐに出てくるのです。

## 2-3 「連続的な特性」を使った新しい診断

ゲノム解析の限界が明らかになる一方で、大規模データの統計学的な分析からは、別の視点にもとづく診断の可能性が示されるようになりました。

最初の議論は、パーソナリティ障害の解析でした。現行のカテゴリー診断によって分けるよりも、ビッグ5と呼ばれる5つの特性のその組み合わせによってパーソナリティ障害を分けるほうが、実際の臨床像によく一致していることが示されました。

ビッグ5について少しだけ触れます。ビッグ5とは、ニューロティシズム（心配性や敵意や自意識過剰、衝動性など）、外向性（温かみ、強引さ、興奮探求性、活動性など）、開放性（夢想、美意識、観念や感情など）、調和性（信頼、率直、優しさなど）、誠実性（秩序、義務感、達成努力など）という5つの因子です（Costa & McCrae, 1992）。この因子を連続的な性格傾向と考えて分類していくわけです。

この分類による表し方のほうが、さまざまな精神疾患の因子を正確に拾うことができることがわかりました。パーソナリティ障害に関するこの考え方は、すでにＩＣＤ-11のパーソナリティ障害に取り入れられています（ただし、カテゴリー診断に慣れている人には、新しい

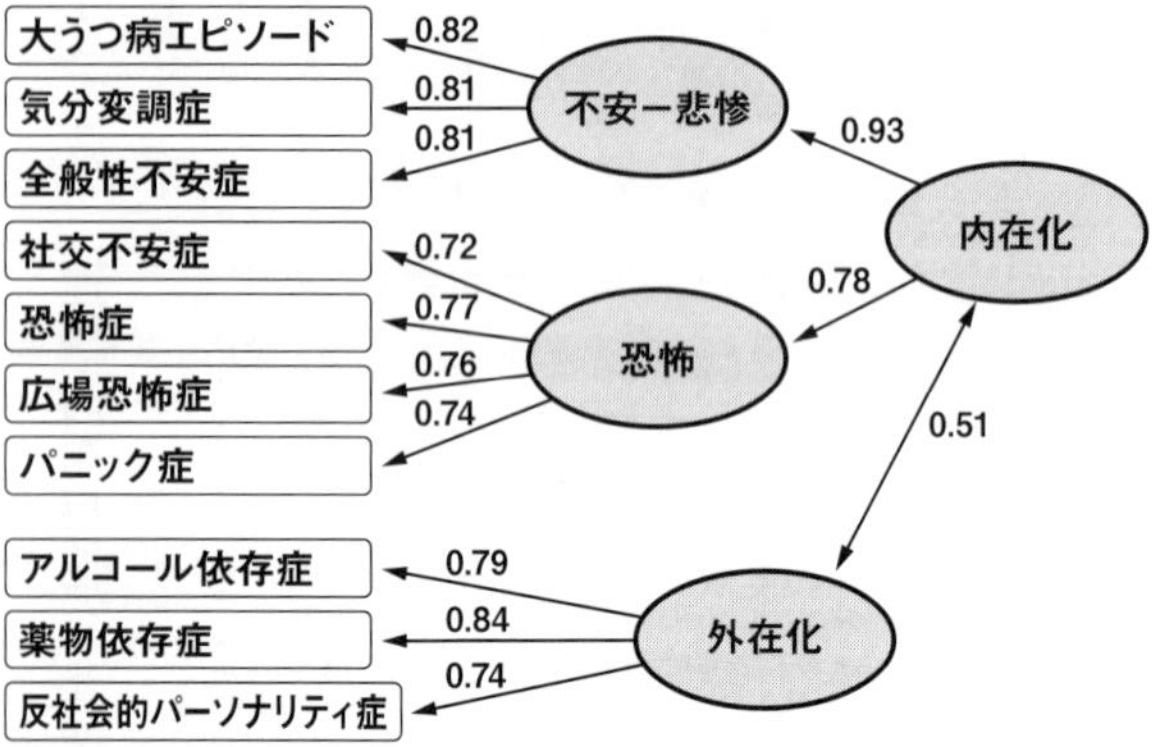


**図表2-1　大規模データによる精神科疾患の関連** (Krueger, 1999)

分類法はわかりにくいことも指摘されています）。

この研究を嚆矢《こうし》として、精神疾患を連続的な特性として、相互の関係を調べてみると、いくつかのクラスターに分けられることが示されました。その最初の研究において示された相関を図表2－1に示します（Krueger et al., 1999）。このような結果は、ゲノム解析の結果に示されたものとよく一致しています。つまり、このような連続性を持つ特性によって診断分類を分けるほうが科学的な事実により即しており、このモデルによる診断はディメンショナル・モデルによる診断（連続的な特性による診断）と呼ばれています。

この視点に立つと、自閉スペクトラム症か注意欠如・多動症かという問いは意味を成しません。なぜなら両者はそれこそ穂高連峰のように連続的に重なるからです。両者の違いはといえばどの症状がより強く生じているのかということに過ぎないわけです。それどころか、自閉スペクトラム症か統合失調症かという問いすらも意味をなさないかもしれないのです。この両者もことゲノムの変異からは連続性を持っているからです。

先述しましたが、精神科の診断基準はこれから10年ぐらいの間に大きく変わるのではないでしょうか。現行のカテゴリー診断は消失しなくとも、より科学的な方向へと大きな変更を余儀なくされるのではないかと予想されるのです。

われわれは、現在の診断名があたかも実体するものであるかのように扱う事をくれぐれも避けなくてはなりません。最近の研究が示すものは、現行のカテゴリー診断名は仮説に過ぎず、しかもどうやら非科学的であるという精神医学にとって不都合な真実です。

# 第３章　発達性トラウマ症と複雑性ＰＴＳＤ

## 3-1　発達障害の3つのグループ

発達性トラウマ症の説明のためには、発達障害（神経発達症）の診断全体の見直しが必要になってきます。第2章で述べたように、カテゴリー診断による分類は、異質のものを同一診断名に含むからです。診断をめぐる先の議論を踏まえたうえで、古茶（2019）による、精神科疾患の新たな分類を参考に、発達障害を筆者なりに分類すると図表3-1になります。

筆者が発達凸凹《でこぼこ》と記したグループは正常からの連続した偏りに属し、現在、小児科医や児童精神科医を受診する児童の9割を占めています。このグループは正常からの偏りであり、必ずしも医学的治療が必要ではない方々が少なくないと筆者は考えています。

一方、自閉症は認知障害に基づくコミュニケーション障害を持つグループであり、その体験世界の理解は我々の体験の延長（正常心理学）では了解が困難で、精神病理学（医学的心理学）が必要になってきます。つまり正常からの偏りとの間には断裂があり、正常から一続きのスペクトラムとして捉えることには問題があるわけです。

このグループは特性として感覚過敏性に代表されるさまざまな生理学的不安定さを抱えていて、幼児期早期から医療とのかかわりが避けられません。また通常の子どもへの教育

|  | 発達障害における分類 | 基盤となる病理 |
|---|---|---|
| 第1層 | 発達凸凹（自閉スペクトラム症／注意欠如・多動症、軽度知的発達症、発達性協調運動症） | 正常からの偏り |
| 第2層 | 自閉症<br>（コミュニケーション障害を持つ） | 主として多型因子による脳機能の異常 |
| 第3層 | 発達性トラウマ症 | トラウマ起因の脳の機能的・器質的変化と異常 |
| 第4層 | 器質的基盤のある自閉症<br>器質的基盤のある知的障害 | 染色体異常、代謝病<br>器質的障害など |

**図表3-1　古茶分類を参考に著者が独自に行った発達障害における分類**（杉山、2021）

をそのまま実施すると、当然ですが、悪化を引き起こすことが希ではありません。このグループには、ティーチ・プログラム（TEACCH = Treatment and Education of Autistic and related Communication-handicapped CHildren）のように、自閉症の認知特性に沿った教育が必要不可欠です。

大雑把にその認知特性を述べると、世界を小さな望遠鏡で眺めているような認知の仕方と喩えれば分かりやすいでしょうか。つまり、視野が狭いので、全体が分かりませんが、見えているところは大変しっかりと見えているのです。

拙著『発達障害の子どもたち』で紹介したエピソードですが、自閉症者テンプル・グランディンは、犬がなぜ犬と呼ばれるのか分からなかったそうです。大きいのも小さいのもいて、鼻がとがっているのもぺちゃんこのもいて、なぜこれがすべて犬と呼ばれるのか。彼女は全犬種の写真をしっかり見たそうです。そして理解しました。犬には共通項があったのです。それは鼻の穴の形でした。これが自閉症の認知です。大まかな把握が非常に困難で、その代わり健常と呼ばれる人々にはついぞ気付かれることもない細かなところに焦点が当たり、そこに深い認知が生まれるのです。

本書で取り上げる発達性トラウマ症（Van der Kolk, 2005）は、ＤＳＭ－５の診断では自閉スペクトラム症（ＡＳＤ）、注意欠如・多動症（ＡＤＨＤ）の診断になることが多いのですが、トラウマを原因とする脳の機能的、器質的異常を持っており、難治性です。さらにこの親もその多くはかつての被虐待児であり、複雑性ＰＴＳＤの診断基準を満たすものが多いという臨床的な事実があります。つまり慢性のトラウマへの治療と世代を超えた親子併行治療が必要になってきます。

器質因に基づく発達障害は、染色体異常、代謝病、てんかんなど、脳の器質的障害による知的発達症です。このうち、重症のものには自閉症の併存が多くに認められます。第2章で述べたディメンショナル・モデルに基づけば、自閉症とこの器質因による発達障害グループもまた重なり合ってきます。脳の機能障害が重度であれば、社会的な行動を支える脳機能にも障害が生じ、したがって自閉症の併存率は高くなってくるからです。自閉症への対応に加え、例えばてんかんであればてんかんへの治療など、器質因に応じて医学的な

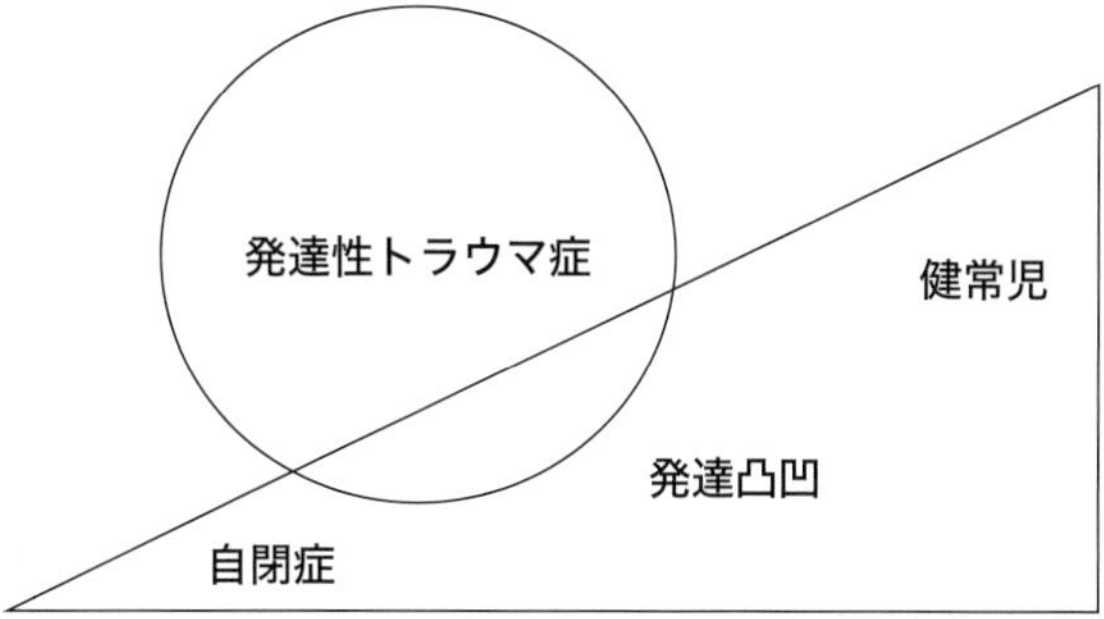


**図表３-２　発達障害は３つのグループに分けられる**（杉山ら、2020）

治療が必要になりますが、対応方法という視点からすれば、基本的には自閉症と同一のグループになります。

つまりこのように分けていくと、発達障害（神経発達症）と診断されるグループは少なくとも「発達凸凹」「自閉症」「発達性トラウマ症」の3グループに分けられます。図表3－2にそれぞれの関係を示します。

トラウマに起因する発達性トラウマ症についてもう少し説明を加えます。友田（2017）、タイチャーら（2016）の一連の研究によって、被虐待は脳の器質的変化を引き起こすことが明らかになりました。それは、性的虐待における後頭葉の視覚野の萎縮、および脳梁の萎縮、暴言被曝による側頭葉の聴覚野の一部の肥大、体罰による前頭前野の萎縮、ＤＶ目撃による視覚野の萎縮、複合的虐待における海馬の萎縮など（図表3－3）きわめて広範かつ重篤なものでした。

発達凸凹や自閉症を含む一般的な発達障害におい

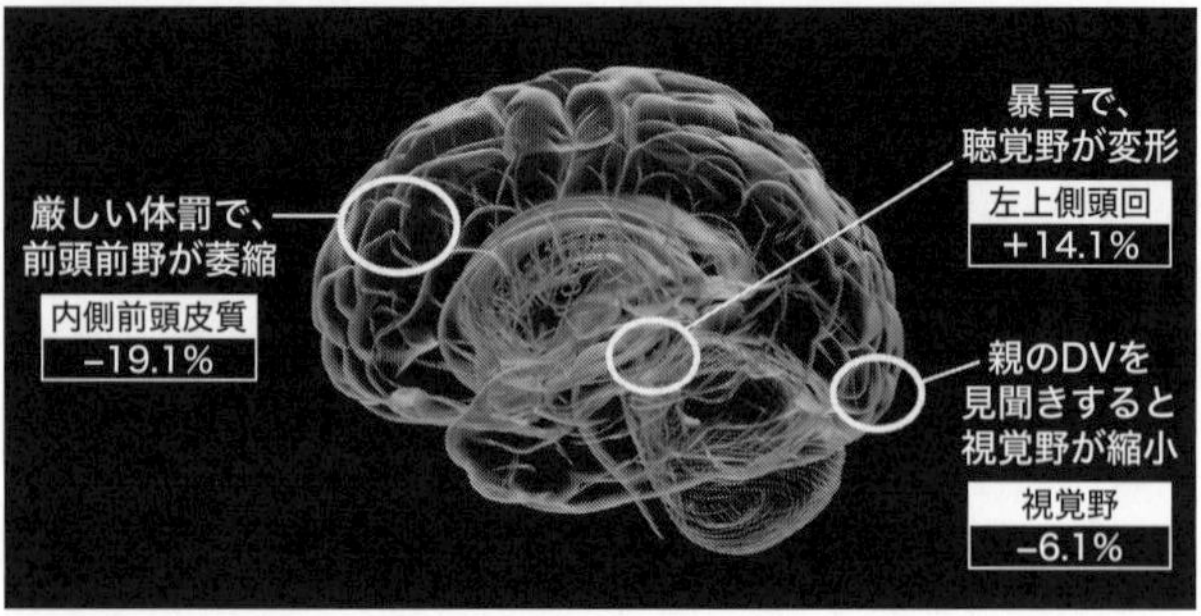


**図表3-3　トラウマによって変わる脳**
(Tomoda et al., 2009, 2011, 2013, 2015)

て、このような激烈な変化の所見は認められないことからも、子ども虐待というトラウマによって引き起こされる発達障害のほうが、一般的な発達障害よりもより器質因に近いグループに位置づけられてきます。

さらに被虐待児の脳波の異常率は発達障害より高いことが示されています。ちなみに友田らの研究では、少なくとも子ども時代に治療が行われた場合、減少した脳の体積は回復するようです。

さらに、最近のトピックスは、第2章で説明したエピジェネティクス（遺伝子スイッチ）への影響です。エピジェネティクスとは、環境因によって遺伝子の情報がオンになったりオフになったりする現象のことです。代表はメチル化と呼ばれる現象で、シトシンという遺伝子を構成する塩基にメチル基がくっつくと、その遺伝子の持つ情報の転写が抑制される、つまりその遺伝子が持つ情報の発現がなくなります。被虐待児において、オキシトシン・ホルモンに関わる遺伝子におけるメチル化が生じているなど、さまざまな所見がすでに報告されています（Fujisawa et al., 2019; Park et al., 2019)。

極端なネグレクトを受けた子どもの一部が、周囲に無関心で、自閉スペクトラム症と区別がつかない状態になることは、一連の「チャウシェスク・ベビー」の研究で明らかになりました。

ルーマニアは、第二次世界大戦後長きにわたってチャウシェスクとその妻による独裁政権が敷かれていました。経済的な困窮と多産政策のせいで生まれたけれど遺棄された子どもが生じ、その結果、大量のストリートチルドレンが巷に溢れ、その子たちは非常に劣悪な環境の孤児院に収容されていました。これがチャウシェスク・ベビーです。

１９８９年、東欧革命によって、ルーマニアもチャウシェスク政権が倒され、その後、これらの施設入所児が大量にアメリカやヨーロッパに里子として迎え入れられたのです。この子たちの間に、非常に自閉症が多いということが話題になりました。この著しいネグレクト状態の中で育った子どもたちは、子育ての研究者の関心を引くことになりました。

チャウシェスク・ベビーを対象に、２系列の一連の研究が行われました。一つはラターに率いられたロンドン大学のグループの研究で、英国・ルーマニア養子（ＥＲＡ）研究と言います。もうひとつはジーナーらが中心になって実施した、アメリカの研究者によるブカレスト早期介入プロジェクト（BEIP）です。

ルーマニアはかつての日本のように、里親養育による社会的養護がなかったので、里親制度を作りながら同時に介入研究が行われたのです。詳細は省きますが、チャウシェスク・ベビーの中に、自閉症そっくりの子どもたちが存在し、それが里親による「育て直し」の中で劇的に改善していくことが示されました。

この自閉症そっくりの子どもたちの一部は、反応性愛着障害と診断される、他者にまったく関心を示さない重症の子どもたちに重なります。この反応性愛着障害は、これまでの研究では滅多に起きないとされてきました。ブカレスト早期介入プロジェクトでチャウシェスク・ベビーの中でも4％に認められたのみであると報告されています（Nelson et al., 2014）。

しかし筆者は、あいち小児保健医療総合センターの9年あまりの臨床で、このグループに属する児童に、30例以上出会っています。振り返ると、筆者はあいち小児センターで約1000名の被虐待児の診断と治療を行ったので、それほど矛盾した結果ではないのかもしれません（全体の4％だと40例になる）。このことから分かるのは、過去のわが国の社会的養護は深刻な人手不足のために、チャウシェスク時代のルーマニアと同程度に不良であったということを示すのかもしれません。いずれにせよわが国においては滅多に出会わないというものではなさそうなのです。

チャウシェスク・ベビーにおいて認められたものは、認知の障害、愛着の障害、自閉症様症状、多動性行動障害の諸症状でした。そしてこの順に徐々に改善が示されました。そして最後に残ったのが多動性行動障害でした（Kumsta et al.,2010)。

さて、チャウシェスク・ベビーのような極端な状況ではなくとも、一般的な被虐待児、つまり安心が欠けた状況で育った子の場合には、現在のＤＳＭ－５における診断では、脱抑制型対人交流障害に相当する児童が育ってきます。このグループは、反応性愛着障害とは正反対に、誰彼かまわずくっついてしまい、養育者とそれ以外の人との区別がありません。その一方で、子どもどうしの交流は非常に苦手です。一般にハイテンションで多動です。つまりこの場合、学童期において多動、注意の転導性、社会性の苦手さが生じ、カテゴリー診断によって診断をすると、注意欠如・多動症および自閉スペクトラム症の診断になってきます。このように、被虐待児の一部は自閉症に、より多くは注意欠如・多動症および自閉スペクトラム症の症状を示すようになってきます。

ここも注意しなくてはならないのは、アメリカなどにおける従来の注意欠如・多動症はむしろこのトラウマ系の発達障害が中心だったのかもしれないということです。わが国において注意欠如・多動症は以前から発達障害として位置付けられてきましたが、世界レベルでそれが公認されたのは2013年のDSM－5が最初なのです。

## 3－2　ハーマンの『心的外傷と回復』

次に、複雑性PTSDについてミニマムな説明を試みます。ハーマンは名著『心的外傷と回復』(1992)の中で、一般的なPTSDと分けて、複雑性PTSDの診断基準を示しました。しかし、この基準は国際的診断基準で採用されることなく、ICD－11に登場するまでに長年の歳月が必要だったのです。このようなことが起きた理由は、ハーマンの著作が登場した頃のアメリカ合衆国において、フロイトの精神分析の影響がまだまだ強かったからです。

フロイトはヒステリー研究を始めた当初、性的な外傷体験がその病因に深く関係していることに気付きました。ところがその後、性的な外傷体験は事実ではなく、子どもの作り上げたファンタジーなのだという修正を行います。

フロイトが高名になるにつれ、社会的に上流の女性のヒステリー患者の治療をすることになり、自分の説が正しいとすると、それらの上流階級の女性たちは幼児期に性的な被害を受けていたことになります。そこで、フロイトは自己の説を大転換し、性的外傷体験は事実ではなく、子どもの作り上げた空想だったとしてしまうのです。今日では、修正前のフロイトの説が正しかったと考えられているのですが、ハーマンのトラウマの記載は、まさにこのフロイトの修正に正面から異議を唱えるものだったのです。

ハーマンはトラウマの代表として、男性の戦闘体験と女性の性被害体験を取り上げました。ご存じのように前者に関しては1980年のDSM‐Ⅲにおいて心的外傷後ストレス障害（PTSD）が登場し、アメリカ社会にすんなりと受け入れられました。その理由はその当時、ベトナム戦争で過酷な体験をし、アメリカに帰国後も社会に適応できないほどのトラウマ体験を抱える退役軍人が引き起こすフラッシュバックに起因するさまざまな問題に対し、向かい合う必要があったからです。

治療を行い、さらに福祉の対象とするためには診断名が必要です。あまり指摘されないことですが、国民皆保険制度を持たないアメリカ合衆国において、医療を受けるためには医療保険の対象となる必要があります。実はカテゴリー診断の最も高いニーズは、この医療保険のための診断基準であることを知っておく必要があります。

ハーマンは、歴史の中で、トラウマは忘却と発見を繰り返されてきたといみじくも記しています。ちなみに、フロイト流の精神分析的な立場からは、ボウルビィの愛着理論も受け入れがたいものでした。精神分析学者たちには、愛着理論は、親からの分離という現実だけに重きが置かれ、フロイトが提唱した「子どもの持つファンタジー」（精神分析では、子どもが性的なファンタジーを持ちそれが大きな力を持つとされる）という要素を無視しているように見えたからです。

フォナギーなど、新しい分析的な治療を心がけてきた開拓者は大変な格闘の末に、愛着理論と精神分析との新たなドッキングを模索しました。精神分析の立場の人々からは一時期、ハーマンという名前は何やら忌避される忌まわしい存在として扱われてきたことを忘れてはなりません。

複雑性ＰＴＳＤとまったく同じ概念をヴァン・デア・コークが、DESNOS（Disorders of Extreme Stress Not Otherwise Specified）などというちょっと言葉遊びのような診断名を作ったりしたのも、実は精神分析からの批判および、ハーマンへの忌避を回避するという要素が見え隠れしているのです。

## 3-3　テアのⅠ型とⅡ型

子どもの地道な臨床からトラウマの臨床研究を行ってきたレノア・テアというアメリカの精神科医は、１９９１年に単回性のトラウマと長期反復性のトラウマでは、著しく臨床像が異なり、従って治療が異なることを指摘しました（Terr,1991）。

説明を加えます。このテアのⅠ型（単回性）およびⅡ型（長期反復性）という分け方で見ていくと、トラウマが引き起こす病態がきわめてわかりやすいからです。

Ⅰ型は、一度だけの大変怖い体験です。代表例は、犯罪被害、交通事故などの大変に怖い出来事です。震災の場合は、特に大震災になると、その後に連続していろいろなことが起きるので、必ずしも単回性とは言えないところがありますが、Ⅰ型に含まれています。

トラウマとなるような瀕死の怖い体験をするとからだが戦闘モードになって、興奮、過覚醒、不眠が生じてきます。これは、からだのさまざまな器官がコルチゾールホルモンの大放出によって戦闘モードに切り替わることによって生じてきます。

この状態は、日常生活が徐々に戻り、それに伴って安心が戻り、緊張が低下するようになると眠れるようになってきますが、些細な引き金でからだに警戒警報が生じ、わっと戦闘モードに戻ることがしばらくの間は起きてきます（フラッシュバック）。このフラッシュバック反応は先にも記したように大変に辛いので、思い起こさせるものを避ける行動が生じてきます（回避）。2ヵ月以上経っても安心が戻らず、過覚醒、フラッシュバック、回避の3症状が続くものが心的外傷後ストレス障害（PTSD）と診断されます。

一方、Ⅱ型は長年にわたって繰り返される怖い体験で、長期の戦闘体験や強制収容所の

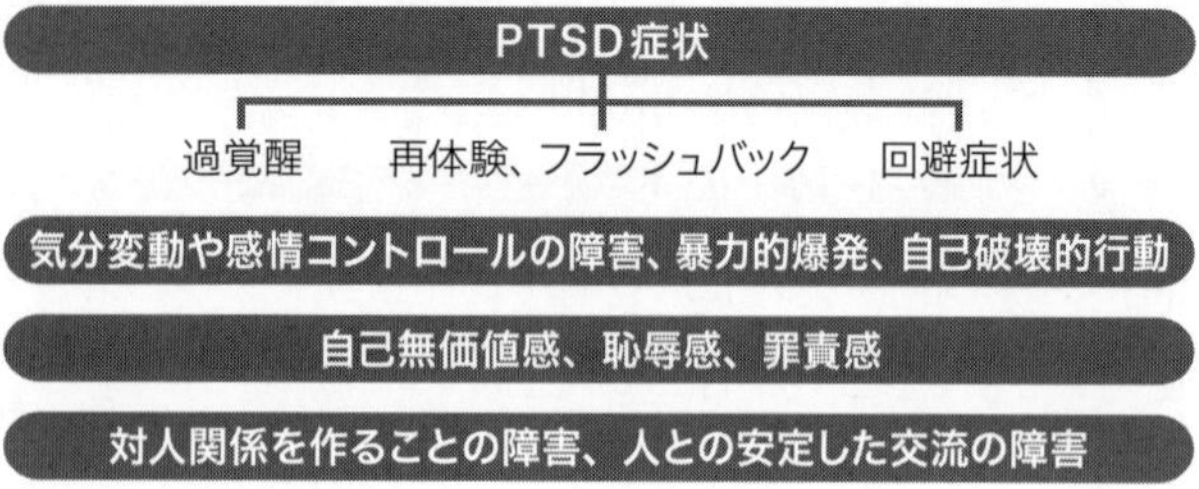


**図表3－4　複雑性心的外傷後ストレス障害（ICD-11）の概要**

体験も含まれますが、代表はなんといっても子ども虐待と、長年のDV（ドメスティック・バイオレンス）の被害です。

長年にわたって怖い体験を受け続けると安心が失われ、フラッシュバックがいつでもどこでも起きる状態が生じるようになります。先に述べたように、「どこでもドア状態」が生じてきます。

からだに長期間にわたる戦闘モードが続き、過覚醒状態が続くと、感情の調整機能が壊れ、結果的に激しい気分の上下が生じるようになってきます。そして、このような体験を強いられている自己への無力感、無価値感が生じ、当然ながら他者への信頼関係が壊れてきます。これが複雑性PTSDです。

図表3－4にICD－11の複雑性PTSDの診断基準を掲げますが、要はPTSDの3症状に、気分変動、自己無価値感、他者への不信の3症状が加えられた「3プラス3」の症状が生じた状態です。

# 第4章　トラウマ処理がなぜ必要か

## 4-1　重症のトラウマの真実

トラウマの治療は、けっこう大変そうだということは、これまでの説明である程度お分かりいただけたのではないかと考えます。

重症のトラウマについての真実をここで整理しておきます。

・トラウマには2種類あって、長期にわたる反復性のトラウマ（テアのⅡ型）は、単回性のトラウマ（テアのⅠ型）とはまったく違う症状と経過になる。
・長期反復性のトラウマの後遺症は、心身全体に及ぶ。
・それは、タバコ、酒、薬物などへの依存を引き起こし、寿命も短くなるなど、深刻な影響が起きる。犯罪にも関係する。
・子どもの場合は、しばしば発達障害の診断になるが、発達障害としての治療では良くならない。また症状そのものが一般的な発達障害より重症である。
・これらの症状を引き起こす張本人はフラッシュバックである。
・フラッシュバックは、本来は脅威を避け、生き延びるための、生体に備わっている防御反応である。
・長期反復性のトラウマの場合、自分では制御できないフラッシュバックがいつでもどこでも起きるようになる。
・このようなフラッシュバックはトラウマ場面の再体験に近く、それ自体大変に辛い体験になる。

さて、フラッシュバックは通常のカウンセリングで対応ができないのでしょうか。これが困ったことに上手くいかないのです。

特にテアのⅡ型、長期反復性のトラウマの場合、通常のカウンセリングをすると、抑え込んでいたフラッシュバックの蓋《ふた》が開いてしまい、収拾がつかなくなるのです。過去の場面に飛んでいってフリーズを起こすか、第1章に紹介した事例のように、治療の記憶自体を吹き飛ばしてしまうことも起きてきます。前述したように、フラッシュバックの蓋が開いて、過去のフラッシュバックに襲われ、ぼうっとなった状態を、除反応あるいは解除反応（Abreaction; Poole et al., 2010）と呼びます。こんな専門用語があるくらいなので、この現象は実は、ずいぶん昔から知られていたことは確かなのです。

学校の先生なら、こんな体験をされたことが一度や二度はあるのではないでしょうか。

学校で着席ができなくて注意すると、大暴れを繰り返す子どもが今日も暴れた。やむを得ず、家庭に報告の電話をかけた。なかなかつながらず、夜になってようやく母親が電話に出た。

そのお母さんは、言いがかりに近いと先生からは感じられるクレームを時々学校に言ってくるいわゆるモンスターペアレントで、その内容はというと、「うちの子が、○○さんと○○さんからいじめを受けた、教師からも暴力やいじめを受けた」というものであるが、事実はむしろ逆で、その子どものほうがすぐ周りの子どもたちに手を出してしまい、場合によっては大暴れするので、大人が真剣になって押さえ込まざるを得ないことも起きている。

ようやく電話がつながり、子どもの暴力の報告をしたところ、子どものことを差し置いて、自分がどんな大変な体験をしてきたのか話し出した。ワーッと話が止まらなくなり、2時間あまり話を聞いて、何となく時間切れになった。その後、今度は母親のほうから時間外に頻回に電話がかかってくるようになり、まったく同じ話を長時間繰り返すようになった。話の内容はいつも同じだが、前に話したことを確認しても覚えていないこともよくある。子どもの問題行動もいっこうに治まらない。

この先生の電話は要するに、傾聴型のカウンセリングと同じことをしているのです。残念ながら、フラッシュバックは傾聴では改善しません。この先生の時間外の努力を無意味とは決して思いませんが、母親や子どもの改善に何ら結びつかないのです。

子どもによく行われているプレーセラピー（遊戯療法）も傾聴型カウンセリングの子ども版のようなものです。プレーセラピーは、子どもに自由に遊んでもらいます。その遊びを通して子どもは治療者のもとで自分の内面を表出し、それによって大人の語りと同じように、治療効果があると考えられていますが、例えばこんな具合になります。

プレーセラピーが始まると、最初は徐々に、そのうちにわっと興奮して、子どもが一方的に治療者に攻撃を繰り返す。治療者は水をかけられ、砂をかけられ、コップを投げられ、おもちゃをぶつけられ、防戦一方になる。バットでいきなり本気で叩かれることもある。こうしてワーッと暴れていた子どもが、そのうちにボーッとなってしまう（つまり解除反応がきてしまう）。

こんなプレーセラピーが毎回延々と続き、日常生活での子どもの行動はというと、良くなるどころかどんどん悪化し、子どもの側も徐々に治療にくるのをいやがるようになって

（フラッシュバックが起きる体験は子どもにとっても大変に辛い体験なので）、やがてこなくなって中断のまま終了になる。

実のところ、筆者は、こんなプレーセラピーを受けてきたという紹介状を携えたお子さんの、その後の治療を何人も引き受けてきました。要するにトラウマの治療としては、傾聴型のカウンセリングもプレーセラピーも、無効どころか禁忌《きんき》といって過言ではありません。

トラウマ処理とは、このような解除反応を起こさないで、フラッシュバックを治療するために作られた特殊な心理治療のことです。

一方で、トラウマ処理という特殊な精神療法を行わなくとも、通常の精神療法の活用で、治療が可能という意見があります（村上、2023）。長期反復性のトラウマによって生じる後遺症の主たる症状は、「フラッシュバック」と「自己無価値」であるので、後者のほうに働きかければ治療が可能というわけです。

このような治療法は軽症例には有効かもしれませんが、筆者の経験では重症例に実施すると、ことごとくといっていいほど強烈なフラッシュバックが生じ、解除反応が起きてしまいます。単回性トラウマには絶大な効果があるＥＭＤＲ（眼球運動による脱感作と再処理法）

ですら、普通のやり方で複雑性PTSDの方に実施すると、解除反応が起きるのです。だからこそ、後述するTSプロトコールのような妙な（?）やり方が必要になってくるのです。

通常の精神療法で十分と主張をされる医療者もいますが、筆者からすると、本当に重症の複雑性PTSDに向き合った経験があるのだろうかと疑問を覚えざるを得ません。前述した事例のように、解離によって治療の記憶が吹き飛ばされるため、治療は悪夢のような堂々巡りに陥るのです。

## 4-2 トラウマ処理の3つのグループ

繰り返しになりますが、トラウマ処理とはフラッシュバックの治療のための特殊な心理療法の総称です。

ヴァン・デア・コークは、トラウマ処理には主に3つの系列があると解説しています。一番目は認知行動療法に基づいて、トラウマを生み出した体験に直接向き合うやり方で、ヴァン・デア・コークはトップダウン方式と呼んでいます。

二番目は、こころではなく、からだに働きかけて、フラッシュバック反応を軽減させる

**トップダウン方式：認知行動療法による暴露法**

- **STAIR-NT**（感情・対人関係調整後回想発話暴露療法）
- **TF-CBT**（トラウマに焦点を当てた認知行動療法）
- **Narrative ET**（回想発話による暴露療法）

**両方の要素を持つもの**

- **EMDR**（眼球運動による脱感作と再処理法）

**ボトムアップ方式：からだに働きかけるトラウマ処理**

- **SE**（ソマティック・エクスペリエンシング）
- **TFT**（思考場療法）
- **マインドフルネス、ヨーガなど**
- **TS プロトコール**

**図表4-1　トラウマ処理の技法一覧**

方法で、ボトムアップ方式と呼んでいます。3番目はその両方の要素を持つ方法で、EMDRがこれに相当します。それぞれの代表的な治療手技を図表4-1に示し、ついでにその特徴を図表4-2にまとめています。

今日、「グーグル先生」に尋ねれば何でも専門的な知識を得ることができる時代です。実際に、高校中退で学校にもほとんど行ったことがないという（しかしすごく賢い）お母さんから、いきなり「先生が私にやっている治療ってTSプロトコールというの?」と聞かれて、「え、どこで調べたの?」と驚くことがあります。治療者の立場から、少しだけ追加の解説を入れたいと思います。

トップダウンの治療法は、基本は認知行動療法による遷延暴露法で、その基本的な原理は先

| ■ STAIR／NT |
| --- |
| 8回の感情調整のスキルを強化するセッションを行い、その後、8回のナラティブによる暴露法の治療を実施する |
| ■ 子どもへのTF-CBT |
| 16回に分けて、心理教育、リラクゼーション、感情調整、認知的対処、トラウマを語る作業、暴露、親子合同セッション、安全促進というステップを踏んで実施していく |
| ■ EMDR |
| 眼球運動によってトラウマ記憶との距離を作り、新たな肯定的な自己認知を編み込む |
| ■ ブレインスポッティング |
| EMDRから派生。トラウマ的なエピソードに対し、眼球を一点に固定して行う処理法、心象と、視野および眼球運動との心理的関係性といった、非常に興味深い知見を含む |
| ■ ホログラフィー・トーク |
| クライアントの中に取り込まれた課題(加害者)をイメージし、色、形を定め外在化する、問題が生じた時点まで遡り状況の説明を求める、加虐者を光の柱にそって雲の上に上げ、修業してもらう。クライアントが望む愛着行為などをイメージの中でやり直してもらう、など、臨床催眠に属する治療技法の集合 |
| ■ SE(ソマティック・エクスペリエンシング) |
| トラウマに対向できる自らの資源を増強する作業を行い、その上で、トラウマに関連する身体感覚に焦点をあて、自らの資源とトラウマによる身体感覚を行き来しながら、対応が困難な枠を超えない範囲で、ごくわずかずつ、トラウマとの交渉を行い少しずつトラウマ反応を軽減させていく |
| ■ ボディー・コネクト・セラピー |
| 定まったツボのポイントを、タッピングしながら、眼球運動を行う。眼球運動は目の中心から楽に動かせる方向に、左右どちらかに動かすことでトラウマ記憶の苦痛を軽減させる |
| ■ TFT(思考場療法) |
| 症状に応じていくつかのツボを続けて指で叩くことにより、その症状をわずか数分の治療で軽快させる |

**図表4-2　代表的なトラウマ処理の名前と具体的内容**

に述べました（第1章）。子どもの場合には、トラウマに焦点を当てた認知行動療法が実践されていて、高い治療成績が示されています。ただし、これは、もともとはテアのI型（単回性トラウマ）が中心で、複雑性PTSDを主たる治療対象としてこなかったことを割り引かなければなりません。

そこで新たに複雑性PTSDに特化した治療技法が開発されるようになってきました。その代表が、感情および対人関係調整スキルトレーニング・ナラティブ療法（STAIR/NT）です。

詳細な説明は省きますが、なぜこんな七面倒くさいことが必要なのかというと、もともと遷延暴露法は、トラウマに正面から向き合う必要があるので、治療を継続できるのかということが大変に重要な要素になってきます。ドロップアウトが起きにくい状況、例えば施設入所児とか、入院治療下であるとよいのですが、外来で行うとなるとさまざまな工夫が必要になってきます。

もうひとつの問題点は別のところにあります。例えば、トラウマに焦点を当てた子どもの認知行動療法を実施するとなると、個々の子どもに合わせたテキストを自ら作る必要があります。そうなると、一人の治療者が対応できる数が著しく限られてきます。筆者自身が実践をしてみての実感から言えば、同じ期間に治療が可能なのは2名が限界ではないでしょうか。このように、トップダウン方式は、きちんと実施した場合に有効であることは疑いないのですが、溢れる患者に対応できないという困った状況が生じてきます。

一方、ボトムアップ方式のトラウマ処理は、ヨーガのような歴史のあるこころの鍛錬を除けば、ほぼすべて、偶然に有効性が見つかってそこから発展したというトラウマ処理技法です。

ホログラフィー・トークは、わが国の嶺輝子が開発したトラウマ処理技法です。広義の臨床催眠に属する治療法ですが、高い安全性と、広い適応を持ち、また複雑性PTSDの症例にも十分に用いることができる優れものです。筆者はTSプロトコールにドッキングさせて用いることがしばしばあります。

ソマティック・エクスペリエンシング（SE）は、ボトムアップのさまざまな技法の集大成のような治療技法です。この技法は多くのメリットがあるのですが、治療にも、その習得にも非常に時間がかかるのが難です。

思考場療法（TFT）は、ツボを叩くだけという、これまでの文脈とはまったく異なった治療技法です。大変に広い治療対象をもっていること、副作用がないことなど優れた特徴があります。さらにこの技法の重要性は「心理的逆転」という問題を取り上げたことです。治療に際し、患者の側には「治りたい」という気持ちと同時に「治りたくなんかない」という相反する気持ちが生じるのは、重症のこころの病では珍しいことではありません。思考場療法ではこの問題の背後に、からだの極性の変化など、むしろ生理学的な問題が含まれていることを発見し、これを修正するさまざまな方法を編み出しているのです。思考場療法もまた、TSプロトコールと大変に相性が良い治療技法です。

もうひとつ、伝統的なヨーガも忘れてはならないでしょう。ヨーガは脳科学による解明を加え、マインドフルネスを始め、心理療法援助技法として発展してきています。マインドフルネスについては、もっときちんと取り上げる必要があるかも知れません。ただし筆者の経験では、マインドフルネスは、一般的なストレスの軽減やテアのⅠ型の単回性トラウマについては有効性がありますが、ことⅡ型になると、それだけでは不十分で、もう少し強力で積極的な治療が必要になってきます。

脱線ですが、マインドフルネスを日本語にするとどんな言葉になるかご存じでしょうか。答えは「三昧《ざんまい》」です。もともとの意味は「こころを一ヵ所にまとめて置くこと」をいい、古代インドでは「解脱」の境地を意味したようです。

要するに、ヨーガや座禅によって「三昧」に達することでフラッシュバックを軽減させるわけで、これには大変時間がかかることが逆に理解できるのではないでしょうか。

筆者はこれらのボトムアップの治療技法の中にこそ、豊かな未来への展望が開けていると考えてきました。また古来受け継がれてきた、ヨーガや座禅など、こころの鍛錬にもつながり、こころとからだを一体のものとして扱う考え方も共感するところです。

## 4-3 トラウマ処理のライセンス制をめぐって

さてこれらの技法はトップダウンもボトムアップもすべて、ある種のライセンス制をとっているものが多いということがあります。

なかには、最初のライセンスを得るだけの基本の習得に、非常に時間とお金を要するものがあり、その代表はソマティック・エクスペリエンシングです。このことは識者からしばしば批判の対象になってきました。

ただしこれも、フラッシュバックの治療を行うということの大変さを考えると、致し方ないと感じる面もあります。たとえば、EMDRで言えば、二つに分けられたトレーニングの両方のパートとも、2泊3日の講習が義務づけられています。その講習は、講義→直ちに実習、講義→実習と朝8時半から夕方5時までスケジュールがびっしりと詰められています。

このような実践的な講習を行うとなると、いくつかのグループに分かれて、すべての参加者が十分な実習体験を、しかもなによりも安全に得られるようにする必要があり、そのグループの数だけ、グループの助言やとりまとめを行うファシリテーターの存在が必要になってきます。ファシリテーターになるためには、当然、そのための条件を満たす研修が必要です。EMDRの講習の1回の人数は、わが国でかき集めることができるこのファシリテーターの数によって決まります。

ソマティック・エクスペリエンシングは先に触れたように大変に時間がかかる技法の代表ですが、たとえばヨーガや座禅の修練にかかる時間と比べてみれば、短時間である程度のレベルまで持っていくのですから奇跡のようなものです。

現在のわが国において、トラウマ処理の技術取得の道のりは簡単なものではありません。臨床現場でトラウマ処理の必要性を認識した医師ないし心理士など専門家がそのトレーニングに応募しようと思っても、応募者が溢れていて、1回分まるまる埋まるくらいの待機者が出ているのです。

こうした事情を踏まえて、筆者は次第に、ライセンス抜きで比較的容易に、しかも何よりも安全に実施ができるトラウマ処理の技法がないか、あれこれ考えるようになりました。TSプロトコールは、そんなことを考えながら試行錯誤しつつ組み上げた簡易型トラウマ処理なのです。

# 第5章　ＴＳプロトコールとはなにか

本章から、いよいよ筆者が開発した簡易型トラウマ処理「TSプロトコール」についての解説を進めていきます。本章ではそのアウトラインを説明するとともに、なぜこの方法を開発するに至ったのかを説明します。

## 5-1　TSプロトコールの概要

TSプロトコールは次の3つの要素から成り立っています（図表5-1）。

・TS処方　これは極少量の向精神薬と漢方薬の組み合わせです。この処方にたどり着いたわけは第6章で述べます。
・TS処理　これはパルサーという左右交互に振動を出す器械もしくはクライアントの手による左右交互刺激と深呼吸を用います。トラウマ記憶を思い出させることなく、からだの不快感に焦点を当てて、左右交互刺激と呼吸法で、不快感を「上」に抜いていきます。この処理に行き着いた試行錯誤はこの後述べます。
・TS自我状態療法　これは、クライアントに多重人格が認められる場合の治療法です。治療の目的を人格間のコミュニケーションが円滑に成立することに設定し、併存している人格の統合を目指しません。第9章に紹介します。

▼TS処方

○向精神薬の極少量処方（気分変動、イライラ、攻撃的言動を軽減する）
○漢方薬（フラッシュバックを軽減する）

▼TS処理

○トラウマ記憶の想起を禁じ身体的不快感を標的にパルサーによる左右交互刺激と呼吸法により不快感を抜く
→4セット処理　および手動処理

▼TS自我状態療法

○催眠を避け人格間のコミュニケーションを目的に実施する簡易版

図表5-1　TSプロトコールの概要

## 5-2　簡易型トラウマ処理がなぜ必要か

従来のトラウマ処理技法が単回性トラウマから生じるPTSDを対象としていて、もともとは複雑性PTSDに対応して開発されたものではなかったことは先に触れました。

先に紹介したトラウマ処理技法は、思考場療法をのぞき、それぞれ手技に1回60分から90分程度をかけることが前提になっています。これがなぜ問題なのか。それは複雑性PTSDの基本的な症状に正面からぶつかるからです。

複雑性PTSDの症状の一つに対人不信があります。治療関係というのは、非常に特殊な形ではありますが、対人関係の一つです。トラウマ治療を実施している治療者であれば誰しも経験することですが、トラウマの治療は、ドタキャン（連絡なしの予約キャンセル）とドタカム（予約なしの突然の受診）の連続になります。もともと児童精神科の外来の予約は成人の精神科の受診に比べて圧倒的に突然の変更は多い傾向があります。子どもは一人で受診できないことに加え、いま「生命の危機」に直面している問題は少ないため、「きょうだいが風邪を引いた」といった理由でも簡単に予約が変更されてしまいます。

でもその中でも筆者の外来はドタキャンがすごく多いのです。あまりに多いので、調べてみたことがあります。実に予約患者の24％がドタキャンかドタカムでした。一般の精神科のドタキャン率を調査したという論文がちゃんとあって（Sparr, et al., 1993）、8・8％と記載されています。実に3倍近くなのです。

例えばトラウマに焦点を当てた子どもの認知行動療法の場合、2週間に1回のペースで60分～120分の治療を16回行うことが求められます。60分以上の治療を2週間に1回、十何回も来ること自体、複雑性PTSDのクライアントには不可能に近い難事なのです。短時間に実施ができて、ドタキャンにもドタカムにも強い治療技法が求められているのです。これは簡易型トラウマ処理にほかなりません。

筆者は複雑性PTSDの効果的な治療法を探求する中で、この簡易型トラウマ処理の中にこそ、トラウマ処理のエッセンスが凝縮すると感じるようになりました。

簡易型トラウマ処理の原則は次の3つです。

第1は、有効性より安全性が求められること。例えば服薬について言えば、ドタキャンによる中断も多い一方で、過量服薬という事故も大変に多いという事実があります。重症のトラウマの方の自殺企図は非常に多く、治療を開始して、フラッシュバックが強くなるとその危険性は増してしまいます。つまり薬物用法にしても、突然中断しても、また2週間分を一気飲みされても安全な処方が理想の薬物治療になるわけです。

第2は、からだからこころへという治療の方向です。人間は哺乳類の動物であり、からだとこころは不可分なので、健康を実現するためには、精神面の治療だけでは不十分です。そのため、まず、からだの不調を改善することを優先してから、こころのケアを進めていくということが基本となるのです。重症のトラウマほど、心身二元論では上手くいきません。

第3は、少しずつ治療を行うという原則。これを専門用語で、タイトレーションといいます。欲張らずに少しずつ、短時間の処理を重ねるという治療技法は、わが国の医療保険制度にもピッタリです。1回の治療費は安く、長期にわたり何度も治療ができるというわが国の皆保険制度のアドバンテージを活かさない法はありません。

## 5-3 EMDRからTSプロトコールへ

前述したように、筆者は、眼球運動による脱感作と再処理法（EMDR）をPTSDのトラウマ処理に用いてめざましい成果を得ました。一方で複雑性PTSDや自閉症児への適用には限界を感じました。

EMDRはトップダウンとボトムアップの両方の要素が絡み合ったトラウマ処理技法です。先にも書いたように、複雑性PTSDの方にこのスタンダードなEMDRを実施すると、非常に高い割合でフラッシュバックによる解除反応が起きてしまいます。するとクライアントはフラッシュバックに怯え、治療の中断が起きてしまいます。

また、EMDRは自閉症児には使いにくいという弱点がありました。それは自閉スペクトラム症の子どもたちがその知的能力とは無関係に、しばしば二つのことを一緒にできないという傾向があるからです。これは子どもに限らず、大人にも共通することですが、自閉スペクトラム症の人は、トラウマ記憶を思い出しながら眼球運動を行うことが難しいのです。

そこで私が思いついたのは、自発的に行うのはトラウマを思い出すことだけにしてもらい、眼球運動によって与えていた左右交互の両側刺激を、「受け身」で行う方法です。

ここで利用したのが、左右交互に端子が振動するパルサーという器具です。ボタンのような端子が左右交互に振動するだけの簡単な装置（図表5－2）ですが、眼球を自発的に動かすのと同じ効果を示すことが、EMDRの研究の中で分かっていて、すでにアメリカ製の器械が売り出されていました。

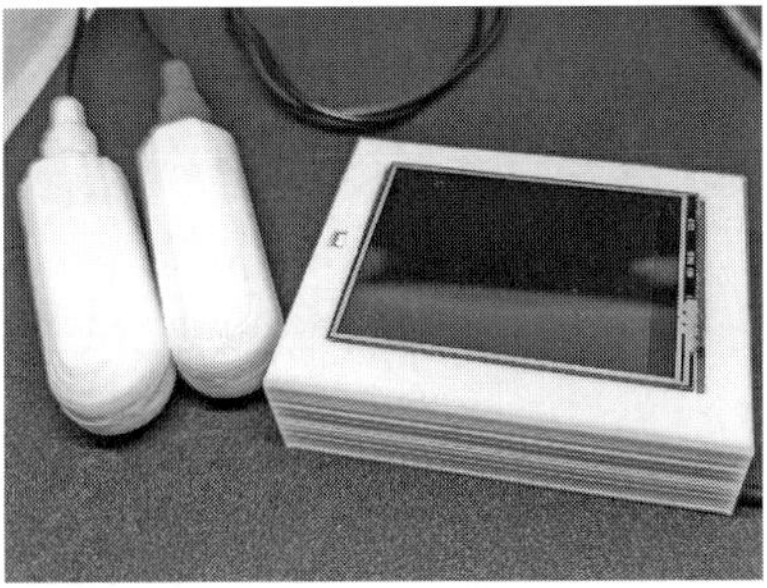

**図表5-2**
**TSプロトコールに用いられるパルサー**

そこで、トラウマの原因となった「嫌だった体験」を思い浮かべてもらいながら、パルサーをからだに当てて、外から左右交互刺激を入れるという方法を、自閉症児に行ってみました。これなら1回の処理に要する時間はわずか数分で済みます。

さらに自閉スペクトラム症の方の記憶のネットワークは、通常の人とはいくらか異なっているため、トラウマ処理をしたときにも「汎化」が起きにくいという事実があります。自閉スペクトラム症の方の場合、家でできるようになったことが学校でできるとは限らず、逆もまた然りです。この同じ現象が記憶の病理の治療でも起きてくるのです。

通常は、ＥＭＤＲによる左右交互刺激の治療効果によって、一つのネガティブな記憶がひっくり返ると、オセロゲームのように、バタバタと他のネガティブな記憶もプラスにひっくり返るということが起きます。

ところが自閉スペクトラム症の子どもの場合、このような事が起きにくいのです。一つのネガティブな記憶の処理は比較的容易にできるのですが、その記憶が軽くなるだけで、他の記憶にまで影響が及ばないのです。

筆者が行った治療は、個々の嫌な記憶についてすべて治療を行うという方法です。10の嫌な記憶があれば10回の処理を行います。しかし、それぞれの「嫌な記憶」の治療の時間は先に述べたように数分間で可能なので、十分間に合うのです。

この治療方法の効果は絶大で、これまで困難だった自閉スペクトラム症のクライアントの治療ができるようになりました。筆者は、自閉症のタイムスリップ現象に特化した処理技法を「チャンスＥＭＤＲ」と命名しました。いじめなどのトラウマ的な出来事が外来で報告された時に直ちに（バイチャンスで）実施するＥＭＤＲというのが、命名の由来です。

## 5-4 複雑性PTSD治療の試行錯誤

自閉スペクトラム症の子どもに対して「チャンスEMDR」を用いることに手応えを感じた筆者は、これを複雑性PTSDのクライアントに援用することを思いつきました。眼球を左右に動かす代わりに、パルサーを用いて簡易型トラウマ処理を行ってみました。するとフラッシュバックが起きないわけではないが、押さえ込んでいたトラウマ記憶の蓋が開いてしまう程度は大きくなく、比較的安全にトラウマ処理の実施が可能でした。

30代後半の女性、ゆきさん（仮名、以下、本書で紹介するクライアントの名前は仮名です）の事例を紹介します。ゆきさんは父親の暴力の中に育ちました。父親は飲酒をするとまず母親に、次いでゆきさんやその兄弟に激しい暴力をふるいました。父親は受診する数年前に亡くなりましたが、アルコール性肝硬変だったそうです。

ゆきさんの最初の結婚は夫がDV男で子どもが産まれた後に離婚し、ゆきさんは一人で子どもを育てる状況になりました。ゆきさんは抑うつがひどくなり、入院治療を含む精神科での治療を受けましたが、どんどん悪化し、薬の過量服用やリストカットが生じるようになり、子どもは児童相談所に保護される状況になりました。

筆者が勤務する医療機関に、まず子どもが受診してきました。続いて母親のゆきさんの治療が始まったのですが、ＥＭＤＲのスタンダードな治療を行うと激しいフラッシュバックが起きるため、治療を続けることができませんでした。困った筆者はこのゆきさんに、パルサーを用いた「チャンスＥＭＤＲ」を行ってみたところ、初めて安全にフラッシュバックの治療を進めることができました。

当初、筆者は、短い時間でトラウマ処理を行うことが、「蓋」を全開にせずに処理が終わるので、それが良い結果になるのではないかと考え、トラウマの内部圧力を少しずつ軽減させるというイメージでこの簡易型トラウマ処理を行っていました。しかし徐々に、トラウマ記憶を思い出させることなく短時間の処理を繰り返すほうが、より安全で、しかもちゃんとフラッシュバックが軽減されるということに気付きました。ちなみにゆきさんとその子どもは、その後も治療を続け治療終結まで到っています。

子ども虐待や長年のＤＶによってもたらされた長期間にわたるトラウマ記憶は何というか一杯あるわけです。トラウマに苦しんでいる人は、そうした辛い記憶を、「解離」を用いて無理やり飛ばし、意識下に押さえ込んでいます。この記憶の蓋を開けてしまうと、１つの記憶から次の記憶へと、関連したトラウマ記憶が際限なく溢れ出してフラッシュバックが止まらなくなります。これは、本人にとっても非常に苦痛な体験になります。

一方で、クライアント本人は、このトラウマ記憶を「解離」によって吹き飛ばしているわけですが、無意識下で常時フラッシュバックが少しずつ生じているため、もやもや感、イライラ感、ぞわぞわ感といったからだの不快感が常にあります。この不快感は、左右交互刺激と呼吸法によって、一時的にせよからだから抜くことが可能です。この作業をだいたい4〜5回繰り返すと、フラッシュバック自体が軽減されていきます。このことが筆者の発見です。

ＥＭＤＲがトップダウンとボトムアップの両者の要素を持っていることを先に述べましたが、ＴＳプロトコールによる処理技法は、ＥＭＤＲのボトムアップの要素のみを強拡大したものと言うことができます。

筆者は、パルサーを用いた簡易型トラウマ処理を何度も繰り返していく過程で、最も効果的なやり方を追い求めてきました。そして、からだの4ヵ所にパルサーを当てて、左右交互刺激を加え、フラッシュバックを基盤とする身体的不快感を下から上に抜いていくというやり方に固まってきました。

ＴＳプロトコールの開発に協力してくださったクライアントが40代のはなさんです。こ

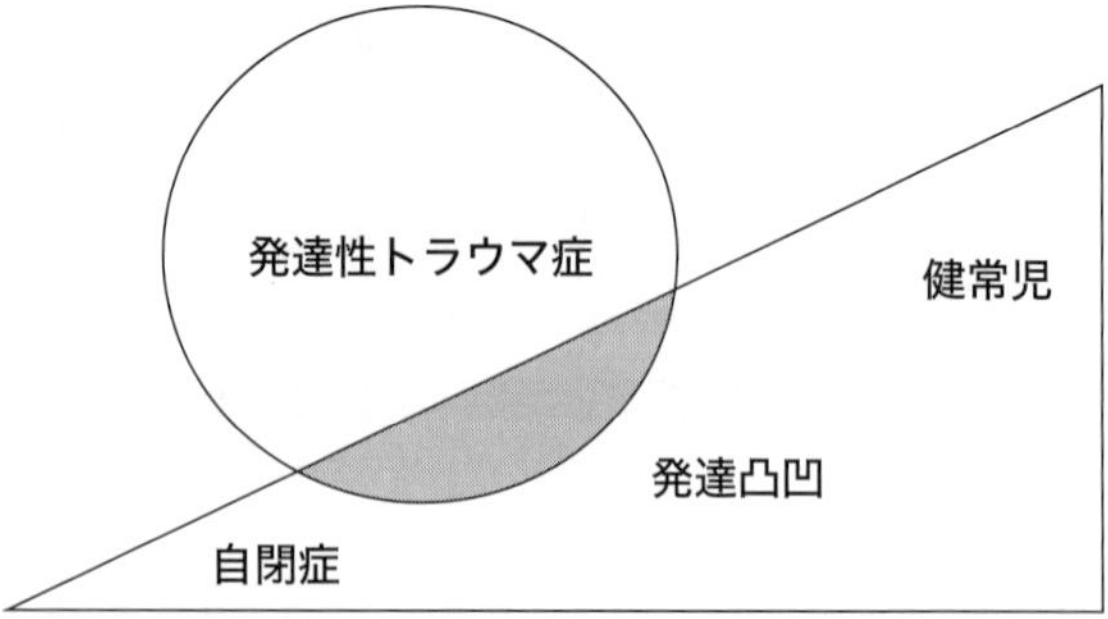


**図表５−３　発達性トラウマ症と発達障害が重なる部分**（杉山ら、2020）

の方もまた暴力を受けて育ってきた方で、ゆきさんと同じく子どもの受診をきっかけに治療を受けることになった方です。図表３−２にも登場した発達性トラウマ症の円と発達障害の三角が重なっている部分があるでしょう（図表５−３）。ここはもともと発達障害の基盤もあり、子ども虐待もありと両方ともあるのではないかと考えられるグループです。はなさんはそのような方の一人です。

この方の特徴は、治療に対して正直にあからさまに、有効だったか無効だったかということをすぐにこちらに言ってくれることです。治療効果をフィードバックしてくれるこのタイプのクライアントさんの協力を得ながら、筆者は短時間で実施可能で、効果的な方法を徐々に作っていきました。

ところで、なぜパルサーで左右交互刺激を加えるだけの単純な方法で、トラウマ経験が軽減されるのか疑問を持たれる方も多いかもしれません。正直なところ、その正確な生理学的メカニズムはまだ解明されていません。

そもそもEMDRにおいて、なぜ左右の眼球運動によってトラウマ記憶が軽くなるのか、そのメカニズムはまだ研究の途上です。最近注目をされている脳の部位が、中脳水道の周辺の神経細胞で、PAG（中脳水道周囲灰白質）と呼ばれています。この部位と情動の中枢である扁桃体《へんとうたい》の働きが、恐怖への反応の中枢であることが分かってきました。韓国のペクら（Baek et al., 2019）は、電気ショックによる恐怖の条件付けをしたネズミに、視覚への左右交互刺激を加えると（光遺伝学という新しい技術を用いた研究です）、扁桃体を中心とする恐怖反応の活性が下がることを示しました。ただしこれはPTSDレベルの結果です。複雑性PTSDの動物モデルとはどんなものなのかちょっと見当がつかないのですが。TSプロトコールの仮説については、拙著（『テキストブック TSプロトコール』）に記しています。興味のある方はそちらをお読みください。

ただし、メカニズムこそ不明ですが、TSプロトコールの治療効果については科学的な検証が行われています。「はじめに」にも書きましたが、TSプロトコールは、ランダム化比較試験（RCT）が行われており、治療効果が客観的に確認されており、保険診療を使うことも可能です。

現在行っているTS処理については、第7章で詳述します。その前に、治療に用いる薬物療法について次の章（第6章）で紹介したいと思います。この薬物療法もまた、トラウマの治療に特化した非常に特殊な処方になっているからです。

# 第6章　効果的な薬物療法を考える

第5章で説明したとおり、TSプロトコールでは、TS処方というごく低量の薬物を用いる薬物療法が行われます。通常、パルサーを用いた治療を行う前に、TS処方を行い、こころとからだの調子を整えて、フラッシュバックの発生を起きにくくします。

TS処方は、一般的な精神病の治療で行われている薬物療法に比べて、たいへん少量の処方です。

## 6-1 前提となる事柄

精神科で用いる薬については、いろいろ知っておいてほしいことがあります。まずプラス面から述べます。

現在用いられている薬はすべて、薬理効果や副作用がはっきりしていて、科学的な判定を経て有効であることが示されています。その薬理効果は、神経伝達の化学的な反応の部位に働き、神経伝達の効率を上げたり下げたりすることによって、病気の状態の脳の働きをもともとの正常な働きに近づける作用が確認されています。

また、もともと長期間にわたって用いることが前提の薬であるため安全に作られています。さらにしばしば誤解されている依存性については、不安・緊張などの症状を緩和する目的で使用される抗不安薬と呼ばれるグループの薬には確かに依存性がありますが、統合失調症やうつ病に用いられる抗精神病薬や抗うつ薬はほとんど依存性がありません。依存性がある抗不安薬は、過剰投与が行われないよう徐々に使用の範囲が制限されるようになってきています。

しかしマイナス面もいろいろあります。まず、これらの薬は、総じて飲み心地が良くありません。より本質的な問題をあげると、治療効果は、数年単位が限界で、本当の長期的な効果は確認されていません。それどころか、長期に用いた場合、必ずしも良い治療効果が得られないという、いくつもの臨床研究があります。

たとえば統合失調症の長い期間で経過について国際比較をしてみると、発展途上国のほうが（つまり薬物療法をしっかり受けていない人々のほうが）長期的には良い状態が示されているという有名な事実があります（Whitaker,2010）。

精神科で用いる薬は、総じて副作用は比較的少なく、安全に作られていますが、頻度としては大変に希ですが、悪性症候群という急性期の重篤で致死的な副作用が起きることもあります。また、これも比較的希ですが、長期的に服用すると遅発性ジスキネジアというほぼ治療法がない、からだが捻れる副作用が起きることもあります。

筆者が知る限り、長期的な働きで良い効果があるらしいことが示されている薬物はたった一つリチウムだけで、リチウムが水道水に混ざっている地域の人たちの自殺率が低いという報告が、世界のいくつかの場所から出ています（Ohgami et al., 2009 他）。注意してほしいのは、数百 mg という双極性障害の治療に用いられている量ではなく、水道水に微量に混じっている量のリチウムということです。

また発達障害に用いる薬の中には、子どもに使うのは副作用があるとしても無視できる程度として、ある年齢以上の大人に用いるのはお勧めできないという薬もあります。代表は注意欠如・多動症に用いるメチルフェニデートで、中年以上の方は服用を止めていかないと、心臓や血圧などに良くないことがはっきりしています。

これらの事実が示すものは何でしょう。精神科で用いられる西洋薬の多くは、根本治療薬ではなくて対症療法薬、つまり熱が出たときに使う「熱冷まし」と同じであるということです。

## 6-2　非直線的効果

筆者は、もともと発達障害を中心に臨床を行ってきました。発達障害の基盤がある場合、子どもにしても大人にしても、通常の処方量といわれている処方を行うと、副作用ばかりが現れて、薬の効果があまり認められないということが頻繁にありました。むしろ処方量を控えめにすると有効に働くことが多く、特に発達障害にともなって一緒に起きる、精神科の問題（代表はASDの青年や成人のうつ病ですが）では、普通の処方の用量の数分の1という量できちんと有効に働くことが普通なのです。

筆者は当初は、薬物の副作用が強いのは、そのクライアントが薬物に過敏性がある体質だからだと考えてきました。しかし子ども虐待の既往を持つ子どもと大人、つまり発達性トラウマ症や複雑性PTSDの両者とも、薬を用いているうちに、非常に敏感に薬に反応をする例が少なくないことに気付きました。個々のクライアントの感受性以前に、どうも精神科で処方する薬は総じて、標準的な投与量では、副作用が強く現れるようなのです。

子どもとその親の双方から、薬が強すぎるという苦情をしばしば聞くので、それに合わせて薬をどんどん少なくしていき、だんだん最初から少量での処方を行うことがむしろ一般的になっていきました。

「こんなに減らして大丈夫だろうか？」。最初は私自身がおっかなびっくり薬の量を減らしていったのですが、それでも多いという苦情が出るので、さらに減らすことを繰り返しているうち、徐々に一般の精神科の常識よりはるかに少ない量を用いることが増えてきました。するとむしろ、そのような常識外の薬物療法で著効が認められる子どもと親が多いことに気付きびっくりしました（杉山、2019a）。

なんと、標準とされる処方量よりも少量処方のほうが副作用も少なく、またより有効に働くのです。先に述べたように、当初は発達障害に由来する過敏性に基づくのだろうと考えていましたが、徐々にこの現象はむしろ普遍的に認められるものなのではないかと考えるようになりました。

いろいろ調べていく中で、こころに働く薬は一般的に考えられているような、直線的な効果を示すものばかりではなく、むしろ非直線的に働くものがたくさんあることにも気付きました。例えば、ある種の毒物は微量で強い効果を示し、増量するとむしろ効果が減じるという不思議な効き方をします。またU字形の効き方をする（つまり極少量ですごく効き、用量を上げていくと効かなくなり、さらに用量を上げるとまた効き出す）薬もあります。

現在、筆者は次のように考えています（図表6－1）。こころの薬は大ざっぱな言い方をすれば毒物の一種です。そのため薬を服用すると、薬の効果を減じる生体反応が起きます。その反応を抑え込むと、一見直線的な効果を示すようになります。一般的に、このような薬物は、この後半部分の効果を用いているわけです。

しかしもうひとつの方法が実はあって、それが極少量の服用での効果を用いるというものです。ごく少量であれば、薬物の効果を抑え込む生体反応がまだ発動されないので、ご

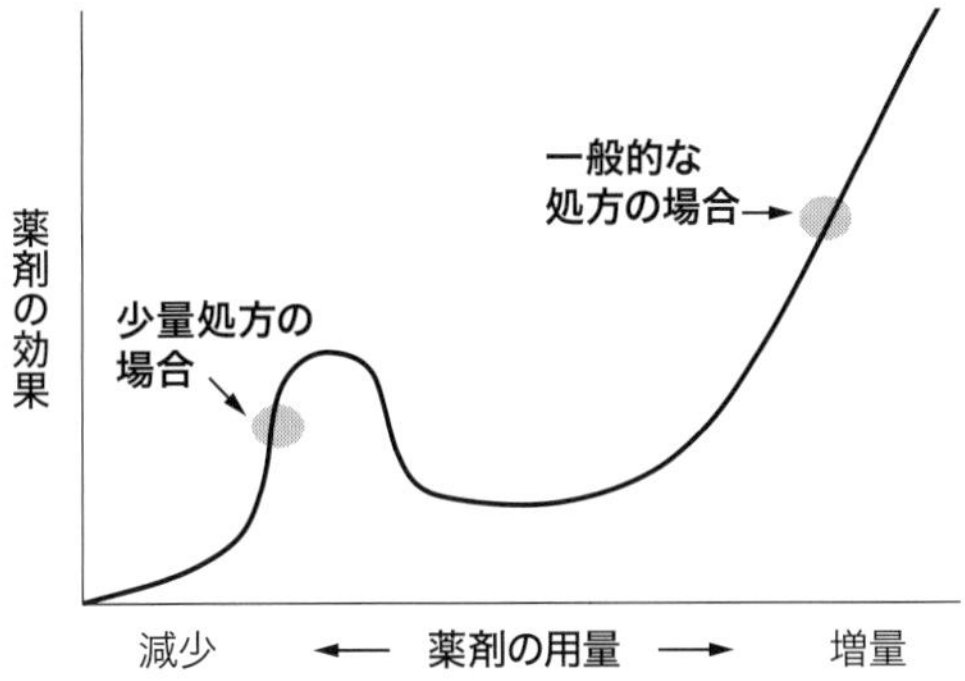


**図表6-1　薬理効果と用量の非直線モデル**

く少量でも十分な治療効果が得られます。

普通のうつ病や統合失調症の場合には一定の量の薬が必要なのかもしれませんが、カテゴリー診断を用いれば、その診断を満たす症状は確かにあるけれど、明らかに病態は異なっているといった発達障害やトラウマの事例の場合は、極少量でも効果がある場合が多いことに筆者は気付きました。

そうして極少量処方を普通に用いるようになると、これまであまり気付いていなかった向精神薬（中枢神経系に作用して精神状態や精神機能に影響を与える薬物の総称）の副作用にも自ずから気付くようになりました。例えば、気分変動が強いうえに、えらくネチネチとした言い方をするなあと思って確認をすると、案の定、抗うつ薬を相当量服用（しかも内科から処方を受けて）しているなどです。

一般に精神科医療において、薬物治療の効果が不十分な時に、精神科医は薬の増量を行う、あるいは他の薬物を加えていきます。その結果、多剤、大量併用という状況が生まれるわけです。

ところが、トラウマ系は、やたら薬に強いのです。代表は解離性幻覚で、統合失調症であれば十分に幻覚が減る量でもびくともしません。むしろ、あまりに薬に強い幻覚は、解離性かもしれないと考えてみると「ビンゴ」のことがよくあります。

ちなみに、解離性幻覚もフラッシュバックの一種なので、トラウマ処理をしなくては症状は改善しません。トラウマが基盤にある症例の場合には、著効が得られないときに、まず行うべきは薬剤の減量なのです。

通常量の処方を行った場合、例えば抗うつ薬の処方によって気分変動が悪化する、抗不安薬の処方によって、意識水準が下がり自殺企図が促進されるなど、副作用ばかりが目立ち、効果は不明という状況がよく生じてしまいます。

さらに、長期的には向精神薬はマイナスの効果が増えてきます。高用量の薬を用い続けると、その働く部位の非可逆的変化が起きてくる可能性が否定できません。例えば統合失調症に用いる抗ドーパミン系の薬を高用量で長年用い続けると、抗ドーパミン薬が常時必要な脳へと変化してしまう可能性が否定できないのです。こころの薬は「熱冷まし」のような対症療法薬と割り切り、なるべく高用量にならないように、ミニマムな処方を行うことがクライアントに優しい薬物療法になります。

## 6-3　TS処方の実際

これまで書いたことで、重症のトラウマにはさまざまな心身の症状が現れることはお分かりいただけたと思います。症状として並べると、不眠、抑うつ、気分の上下、健忘、解離、(解離性)幻覚など。これを普通のカテゴリー診断に当てはめると、うつ病、双極性障害、解離性障害、心的外傷後ストレス障害、統合失調症、注意欠如・多動症、自閉スペクトラム症など、多数の診断基準を満たすことになり、それぞれに対応した薬が出されると、ものすごい多剤、大量処方になってしまうわけです。

症状について、整理整頓すると、①フラッシュバックそのものの症状と②フラッシュバックに関連して生じる関連症状があります。後者は、気分の変動に関連する症状および、興奮しやすくなったり攻撃的な言動を行うなどの症状があります。

こうしたフラッシュバックに関連する二つの症状とは別に、③不眠や、抑うつなどの重症トラウマには必発といってよいほどよく一緒に起きてくる周辺症状があります。このように複雑性PTSDにはさまざまな症状があるので、治療薬を適切に用いた薬物療法が必要になってきます。

薬の選択については、処方ができない医者以外の人にとって、詳しく説明を受けても……という意見が当然出てくると思うのですが、こと複雑性ＰＴＳＤとなると服薬に際して、知っていただきたいことが多々あります。治療を受ける方々も薬物治療を知ることで過剰だったり、不適切な治療を受けずに済みます。さらにいえば、処方以前に、薬の飲み方そのものを取り上げておく必要があります。少し煩雑な記述になることをお許しください。

ＴＳ処方の一覧は図表６－２に示しました。ＴＳ処方の中心は、フラッシュバックの特効薬である漢方薬と、極少量の向精神薬の組み合わせです。

フラッシュバックに有効とされる薬は2系統あります。一つは、抗うつ薬で、特に選択的セロトニン再取り込み阻害薬（ＳＳＲＩ）というグループの抗うつ薬で、こちらは一般的なＰＴＳＤに有効ということが示されています。ところが、ＳＳＲＩは複雑性ＰＴＳＤについては、有効性が確かめられていません。それどころか、筆者の経験では、気分変動が著しくなってしまい、気分が落ち込んだときに死にたくなり、気分が上がったときには、周囲に攻撃的になって、子どもへの加虐が生じることもあるため、筆者は禁忌薬と考えています。

| | | |
|---|---|---|
| 漢方薬 | | ●小建中湯（桂枝加芍薬湯）2包、十全大補湯（四物湯）2包　朝夕<br>●柴胡桂枝湯6錠 分2だけでも良い<br>●幼児の場合、甘麦大棗湯1包　分2 |
| 極少量向精神薬 | TS処方1<br>気分変動 | アリピプラゾール0.2mg、炭酸リチウム1mg−2mg、<br>ラメルテオン0.8mg　分1 |
| | TS処方2<br>攻撃的 | リスペリドン0.3mg、炭酸リチウム1mg−2mg、<br>ラメルテオン0.8mg　分1 |
| 追加薬 | 不眠 | レンボレキサント1.25mg−10mg、スボレキサント5mg−20mg<br>子どもの場合、メラトニン0.7mg−1.5mg |
| | 抑うつ | デュロキセチン 10mg−20mg 分1<br>子どもの場合　クロミプラミン3mg−5mg |
| | PMS | いずれも月経前に、<br>1週間ほど 大柴胡湯6錠　朝夕<br>もしくは　セルトラリン12.5mg−25mg 分1 |
| | 頭痛 | 気圧変動性頭痛の場合には、五苓散1包もしくは3錠を頓服で |

**図表6-2　TS処方**

もうひとつのフラッシュバックの特効薬が漢方薬です。こちらはフラッシュバックに有効な組み合わせを発見した神田橋條治先生の名前を借りて「神田橋処方」と呼ばれることもあります。その基本処方は小建中湯《しょうけんちゅうとう》2包と十全大補湯《じゅうぜんたいほとう》2包の組み合わせです。この2剤をまず処方し、治療を行っていく過程で漢方薬の味が変わり、飲みづらくなったら、飲みづらい方の漢方薬を別の薬に変えるというのが基本的な漢方薬の処方の仕方です。

さらに錠剤の漢方薬に変えてゆくことも可能です。しかし粉の漢方薬を錠剤にすると、一般的に、1包が6錠になります。ところで筆者は、柴胡桂枝湯《さいこけいしとう》6錠を分2（朝3錠、夕3錠）で出すようにしています。つまり1日に粉の1包を服用するのと同じ量になるわけですが、これでも何とか、フラッシュバックの噴出を防ぐことができます。錠剤で桂枝加芍《けいしかしゃく》薬湯《やくとう》も四物湯《しもつとう》もあるのですが、両者を粉で出すのと同じ1日2包分処方すると、1回の服用量は朝も夕もそれぞれ12錠（桂枝加芍薬湯6錠＋四物湯6錠）になり、服用が大変になってきます。有効性より安全ですんなり毎日飲める薬が最善薬になってきます。

次に、一般的な症状としての気分変動、もしくはイライラや攻撃的な行動への処方です。炭酸リチウムの極少量とアリピプラゾールの少量は、気分の上下への処方です。炭酸リチウムはもっと少なくてもよいのかもしれませんが、１００分の1錠に相当する1mgというのは処方の限界です。実際に、「こんな処方できません」と薬剤師の先生から処方を拒否される（！）ことが時々起きます。

筆者が頼まれてしばらくスーパーバイズに通っていた伝統ある国立の児童精神科病棟でのことです。今どき入院治療が必要な子どもというのは圧倒的にトラウマが関係する子どもです。この病棟に入院して治療を受けている、発達障害、境界性パーソナリティ障害、場合によっては統合失調症という診断の、発達性トラウマ症と考えられる子どもたちに、この章で書いている処方を出してみてほしいと主治医にお願いしてみたのですが、炭酸リチウムの極少量処方を病院の薬剤師の先生から拒否され、結局、筆者が通う間に出してもらうことはできませんでした。逆に言えばそれだけ極少量という処方の工夫は常識外ということなのでしょうか。しかし町の薬局の場合、「出してください」とお願いを繰り返し、処方してもらううちに、しばらくすると抵抗がなくなってきます。

処方をしたクライアントさんがこんな処方で改善しているのを目の当たりにするのが、何よりも優れた説得になります。この処方を実際に用いてみると、気分変動や月経前の耐えがたいイライラが完治はしなくとも非常に軽くなります。攻撃的な言動が問題になっているタイプには、アリピプラゾールをリスペリドンの少量に置き換えるだけです。これも高用量を最初から処方しないようにしています。

これにラメルテオンの10分の1錠に相当する0・8mgをこれに加えたものが基本処方です。ラメルテオンは1錠、半錠で服用すると普通の睡眠薬ですが、10分の1という少量処方を行うと、メラトニンを賦活させるだけの薬になり、日中の眠気などの副作用が少なく、しかも効果は比較的しっかりしています。ちなみに、この量でも眠すぎるというクレームを筆者はしばしば受けています。その場合には20分の1錠という処方をしています。

ここで、処方以前のことを書きます。それは、処方された薬の定期的服用ということがこれまた大変に難しいのです。こうした問題はふつうのクライアントにも共通する問題ですが、重症のトラウマの方の場合にはより顕著に現れます。

複雑性PTSDの方は、大変に不規則な生活をしている方が多く、食事や睡眠をとる時間もバラバラだったりします。先に触れましたが、ドタキャンも非常に多く、そんなときに、「薬が切れませんでしたか?」と尋ねると、9割以上、「大丈夫です。まだあまっています」という答えが返ってきます。2週間分の処方しか出していないのに、なぜ5週間経ってもあまっているんだ、と思うのですが、要するに最初からきちんと服用していないのです。その一方で、急に何もかも嫌になって、2週間分をまとめのみされることも非常に多いのです。

TS処方の良いところは、何と言っても中断やまとめのみに対して問題が起きにくい点です。極少量処方なので、まとめのみしても問題はおきず、一時的な離脱も大丈夫です。もともと処方薬を服用するということ自体が、対人関係の一部です。対人的な不信の塊の人たちに、きちんと服薬をしてもらうこと自体が難しく、治療が少し進んで、フラッシュバックが少しでも改善してから後になってくることを知っておかなくてはなりません。

## 6-4　子どもの基本処方

TS処方はもともとが少量処方なので、そのまま小学生以上の子どもに用いても問題は起きません。

| | | |
|---|---|---|
| 漢方薬 | | ●小建中湯（桂枝加芍薬湯）2包、十全大補湯（四物湯）2包　朝夕<br>●柴胡桂枝湯6錠 分2だけでも良い<br>●幼児の場合、甘麦大棗湯1包　分2 |
| 極少量向精神薬 | TS処方1<br>気分変動 | アリピプラゾール0.2mg、炭酸リチウム1mg－2mg、<br>ラメルテオン0.8mg　分1 |
| | TS処方2<br>攻撃的 | リスペリドン0.3mg、炭酸リチウム1mg－2mg、<br>ラメルテオン0.8mg　分1 |
| 追加薬 | 不眠 | レンボレキサント1.25mg－10mg、スボレキサント5mg－20mg<br>子どもの場合、メラトニン0.7mg－1.5mg |
| | 抑うつ | デュロキセチン 10mg－20mg 分1<br>子どもの場合　クロミプラミン3mg－5mg |
| | PMS | いずれも月経前に、<br>1週間ほど 大柴胡湯6錠　朝夕<br>もしくは　セルトラリン12.5mg－25mg 分1 |
| | 頭痛 | 気圧変動性頭痛の場合には、五苓散1包もしくは3錠を頓服で |

**図表6-2　TS処方（再掲）**

向精神薬ですが、発達性トラウマ症の場合、幼児期から興奮しやすい、大暴れ、不眠といった過覚醒症状を示すお子さんが多く見られます。幼稚園年齢以下で、興奮しやすい場合には、リスペリドンの少量（0・2〜0・3mg）の処方を行い、さらに不眠が強い場合には、だいたい自閉スペクトラム症の診断が可能になる子どもであることが多いので、メラトニン（メラトベル）の処方を行うことが一般的です。こちらも小学生の年齢になるとリチウムの極少量を加えた処方を用いることができるようになります。

幼児の場合には、対フラッシュバック用の漢方薬は、甘麦大棗湯《かんばくたいそうとう》1包を朝夕で2回に分けて服用を最初の処方にしています。おおむね幼稚園年齢の場合にはそれで良いと考えています。

漢方薬はすごくふしぎで、からだに合っているときはあまり不味くなく、すっと飲めるのです。これは子どもの場合には大変顕著です。この甘麦大棗湯も、もともと子ども用に作られた漢方薬ということもあり味は良く、子どもたちからあまり抵抗を受けることがありません。

小学生年齢になると柴胡桂枝湯3錠1回か6錠2回に分けて、という処方が基本処方になってきます。漢方薬の服薬が継続的に出来るかどうかを確認しながら処方をしていきます。

## 6-5 その他の処方

図表6-2にはその他の頻用薬も掲げています。少し解説を加えます。

・不眠

もっとも多い不眠の訴えですが、睡眠の実態をしっかりと聞いておく必要があります。さらにしばしば大量のカフェインを飲んでいることがあるので、「エナジードリンク」などを飲んでいないか尋ねておく必要があります。エナジードリンクを午後、さらに夕方以後にも飲んだりしている場合、ほぼ例外なく、慢性の頭痛を抱えています。

睡眠リズムを夜型にすることや、基本的に早寝早起きのリズムにすることを何度も説得する必要があります。「こころとからだは同じものなので、こころの治療のためには健康な生活の維持が必要」ということを何度も繰り返す必要があります。

そもそも不眠には悪夢が深くかかわっています。寝ようとすると怖い夢に襲われるので、眠ること自体が辛くなり、場合によっては何ヵ所もクリニックを回って眠剤をかき集めて服用します。

こうなると眠気は起きてこないので、そろそろ眠る時間ということで、さらに大量に眠剤を飲んで、死んだように眠ります（しばしば過量服用という事故もこの時に起きてきます）。

当然ながら朝は寝起きも悪いので、朝遅く起きてきます。昼は悪夢もなく安全なことに加えて、また眠剤の効果が残っているので昼寝を数時間します。それゆえ、夜にまた眠れない……、こんな乱れた睡眠リズムは決して珍しいものではありません。

フラッシュバックの治療が進むと、悪夢の頻度が減るので、それだけでも睡眠のリズムの改善には大きな貢献になります。

そのうえで、追加する眠剤です。現在のところ、お勧めできる眠剤は1種類でレンボレキサント（デエビゴ）です。最低用量の半分、1・25mgの服用から頓服（症状に応じて飲むこと）で用いるようにしています。スボレキサント（ベルソムラ）も安全な良い眠剤ですが、悪夢が多く、トラウマ系の方には嫌われることがしばしば起きてきます。

一方、抗不安薬系の睡眠薬は恐らく禁忌に近いのではないかと考えます。前述したように抗不安薬自体が禁忌です。深夜に用いると抑制が外れ、行動化傾向が促進され、深刻な自殺企図や過量服用の危険性が一挙に増してしまいます。

問題はすでに大量の抗不安薬系の睡眠薬をこれまで精神科医から処方を受けて常用してきたという方が少なからずいることです。このような場合には、トラウマ処理を実施しながら、少しずつ安全な眠剤に切り替えて、抗不安薬系の薬を減らしていくという作業を行わなくてはなりません。この切り替えに6ヵ月以上要することも希ではありません。

・抑うつ

基本的にはフラッシュバックの治療が1クール終了して、フラッシュバックが軽減されると、抑うつ自体も軽減してきます。しかし時々その後に、抑うつが強くなる方が確かに存在します。これをうつ病というのかどうか分かりませんが、初めて安全と実感できるようになったら、逆にこれまでの人生の疲れがどっと出てきてしまうという感じなのです。

筆者がこのような抑うつに試行錯誤してみて、比較的安全と感じる抗うつ薬は唯一デュロキセチン（サインバルタ）だけです。それでも20mg以上を用いないようにしなくてはなりません。最近になってジェネリック薬品が登場し、半錠（10mg）という処方が可能になりたいへん助かっています。こちらも有効性より安全性が大切です。

躁うつ病（双極Ⅰ型）が後ろに隠れていた場合には、デュロキセチンでも躁転をする危険があり、気分調整薬の服用が必要になってきます。頻度としては少ないのですが、トラウマ処理を実施した後に、双極Ⅰ型の躁うつ病が明らかになったという方を数例経験しています。

子どもの場合、トラウマ処理が1クール終わった後、グズグズと元気がなくなってしまうということがむしろよく起きてきます。こちらも本来は、少し養育者にくっつく生活をすることが一番なのではないかと考えますが、どうしてももう少し元気が欲しいという場合には、クロミプラミンの少量3mg～5mgを処方しています。ただしこちらは3ヵ月程度に限り、あまり長い期間の処方にならないように気をつけています。

・PMS（月経前症候群）

これもトラウマ処理が1クール終了すると非常に軽減されるのが普通です。それでも月経前のイライラがすごく強いという訴えの時に行う処方です。

漢方薬を用いる場合は、大柴胡湯《だいさいことう》6錠を1日2回に分けて、西洋薬を用いる場合は、セルトラリン12・5mg〜25mgを1日1回、どちらも月経前のイライラした状況が生じる1週間だけ服用してもらいます。

不思議なことですがこのような頓服の服用を続けるうちに、周りに被害が及ぶようなイライラにはならなくなってきたということで、頓服をやめる方が多いようです。たぶんフラッシュバックの改善というのが何層かにわたっていて、1クール終了後もフラッシュバックの治療を重ねるうちに、治療のレベルがさらに進み、PMSの軽減までゆくのではないかと推察していますが、確信はありません。

・頭痛

これも本当に多い症状です。いくつかの異なった病態があり、それを分ける必要があります。まずはフラッシュバックによる頭痛です。もともとフラッシュバックが慢性疼痛の形で起きてくるというのは珍しくありません。心理的な痛みと生理的な痛みが相互に区別がつかないという状態が起きてくるからです。

先日もこんな体験をしました。何年にもわたって親子で簡易型トラウマ処理を繰り返して受けているお母さんです。複合的なトラウマ体験があって、覚醒剤の経験もあり、大変に重症だったのですが、徐々に安定してきて、どこで卒業をしようかという話が出てくるところまできていた方です。

そのお母さんの母親（子どもからみると祖母）は虐待を繰り返していた人で、このお母さんは自分の母親に会うことをずっと避けてきました。お正月あけの外来で、久しぶりに激しい頭痛を訴えました。4セットによるトラウマ処理を実施してみると、痛みが首の後ろ側に集中するのが分かりました。この部位が痛くなるというのは、強い解離が起きた時の症状なのです。あれっと思い、「お母さんにお正月に会いましたか？」と確認してみると、ビンゴでした。

「娘が成人で、晴れ着を着たので祖母に会わせないわけにもいかず」と娘さんと一緒に、自分の母親に会ったのだそうです。それ以後に、激しい頭痛が生じるようになったことが分かりました。要するに久々に心理的な強い揺さぶりがあって激しい頭痛として現れたのです。パルサーによる4セットに加え、手動処理（パルサーを使わず、自分の手を交互にして左右交互刺激を行う）で鎖骨下、首、頭と処理を行うと嘘のように（クライアントの言葉です）頭痛は消え去りました。このように、広義のフラッシュバック由来の頭痛は、トラウマ処理で対処できます。

次に気圧変動性の頭痛です。雨が降ると頭が痛くなるというあれですね。こちらは漢方薬に特効薬があって、五苓散《ごれいさん》という漢方薬を1包もしくは3錠を頓服で服用すると軽減します。もちろんアセトアミノフェン（カロナール）でも良いのですが、漢方薬のほうが副作用が少ないことと、なぜか安心感をクライアントに与えるようで、五苓散の錠剤の袋（3錠入っています）を握りしめていたら、気圧変動性の頭痛がよくなったという小学生までいました。

3番目が偏頭痛です。こちらもトラウマ系の症状との区別が本当につきにくいのですが、爆発的な痛みが生じるとか、体動をすると悪化するとか、痛みと同時に光や音が見えたり聞こえたりするとか、偏頭痛特有の症状を確認すると診断がついてきます。

この場合には、イミグラン、リザトリプタンなど頭痛発作時における偏頭痛の治療薬の服用が必要になってきます。

・腰痛その他

一般的には、頭痛と同じで、フラッシュバックの軽快と同時に軽減してきますし、トラウマ喚起対象に接近すれば増悪します。もう少し一般的な腰痛の場合によく行うのは遠絡療法です。これはつぼを2ヵ所刺激するだけなのですが、よく効いたと感謝されることが数多くあります。それからあまりに肩こりが強いときは、置鍼（皮膚を切らない微小な置鍼）をいつも手元に置き、必要があればクライアントに貼ってあげるというサービスをしています。どうもトラウマ臨床をしているとこの手の小技を身につけることが必要であると感じます。

薬が自分に合わないと思ったときは、率直に合わないことを伝えてください。また、あくまでも診断に基づいてという前提になりますが、親切な内科医、小児科医であれば、この薬を飲んでみたいと言えば案外処方してくれる時代になっています。

# 第7章　簡易型トラウマ処理
# ＴＳプロトコールの実際

本章ではTS処理の具体的な手順について説明していきます。治療に用いるパルサーの紹介から、処理の流れを説明します。

## 7-1　現在購入できるパルサー

この原稿を書いている2024年3月の段階で、購入が可能な、治療に用いることができるパルサーは全部で4種類です。図表7-1にそれぞれの特徴をまとめます。

実は、EMDR Kit社製以外は、振動端子に関しては（電圧が違うはずなのに、不思議なことに）全部互換性があります。つまり、テラタッパーの端子でニューロテック社のパルサーも動くし、また逆も動きます。学幸社製のパルサーも振動端子は互換性があります。

クライアントの中には、外来での1クールの治療が終わった後に、パルサーをご自分で買って用いられている方を散見します。

**Theratapper standard** ●Theratapper社

製造国：アメリカ合衆国　価格：120 ドル、台数により割引あり

**特徴** 使いやすい器械、カウンターが付いていないのが難。一番使うところの微調整が少し難しい

**備考** 個人輸入になるが、2週間もあれば入手できる。税関で止まることがあり、この時に、振動を作る器械と答えること

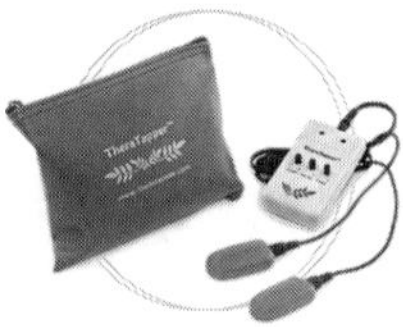

https://theratapperinc.com/

**NeuroTek Classic Tac Kit** ●NeuroTek社

製造国：アメリカ合衆国　価格：150 ドル

**特徴** カウンターが付いていない。調整はしやすいが、高価

**備考** 上に同じ

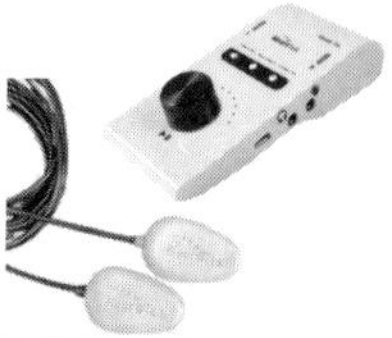

https://neurotekcorp.com/

**Wireless Pulsators & Dockingstation** ●EMDR Kit社

製造国：オランダ製、アメリカでも販売　価格：220 ユーロ

**特徴** スマホにアプリを入れて動かす、小さなおにぎりの様な振動端子。高価

**備考** 上に同じ

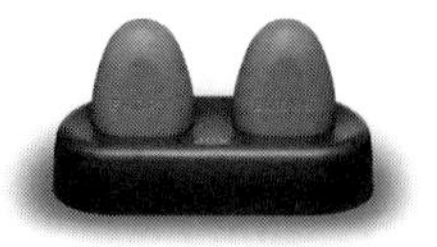

https://www.emdrkit.com/en/shop-2/?gad_source=1

**TSP-T** ●学幸社

製造国：日本　価格：18,000 円

**特徴** 他のパルサーがマニュアル車ならこちらはオートマチック車。特に初心者には使いやすい

**備考** C端子で電源を取るので、スマホ用バッテリーを用意すると便利

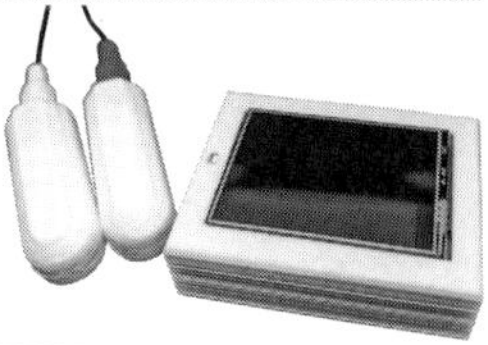

https://www.gakkousya.net/shop-tsp

**図表7-1　入手できるパルサーとその特徴（価格は2024年7月時点）**

## 7-2　脈診とパルサーの設定

これまであまり明らかにしてこなかった重要な情報があります。それは脈診です。

筆者はパルサーの左右交互刺激の前に必ず脈を測って、そのスピードに合わせてパルサーのスピードを決めています。パルサーのスピードは、安静時の脈ではなく、フラッシュバックの最中の心悸亢進した時の脈の速さに合わせます。治療の場で測ったクライアントの安静時の脈拍数に、20〜30を足してパルサーのスピードを設定します。つまり、脈拍が60だったら、左右交互の刺激を1として、パルサーは、毎分80〜90回に設定し、脈拍数が70なら、パルサーは、毎分90〜１００回に設定するのです。

脈診で調べるのは脈拍数だけではありません。筆者は、漢方の3本指での脈診を行っています（図表7-2）（木戸ら、2013）。すると、複雑性PTSDの親も発達性トラウマ症の子も、大多数のクライアントが、「腎」の機能が低下する腎虚《じんきょ》（図表7-3は、腎虚を脈診で調べる方法）を示すことに気付きました。腎虚の場合は脈の拍動が弱く、脈診が難しくなるのです。ちなみに「腎」とは、漢方医学で、成長・発育・生殖などにかかわる泌尿器・生殖器・腎臓などの機能を指します。

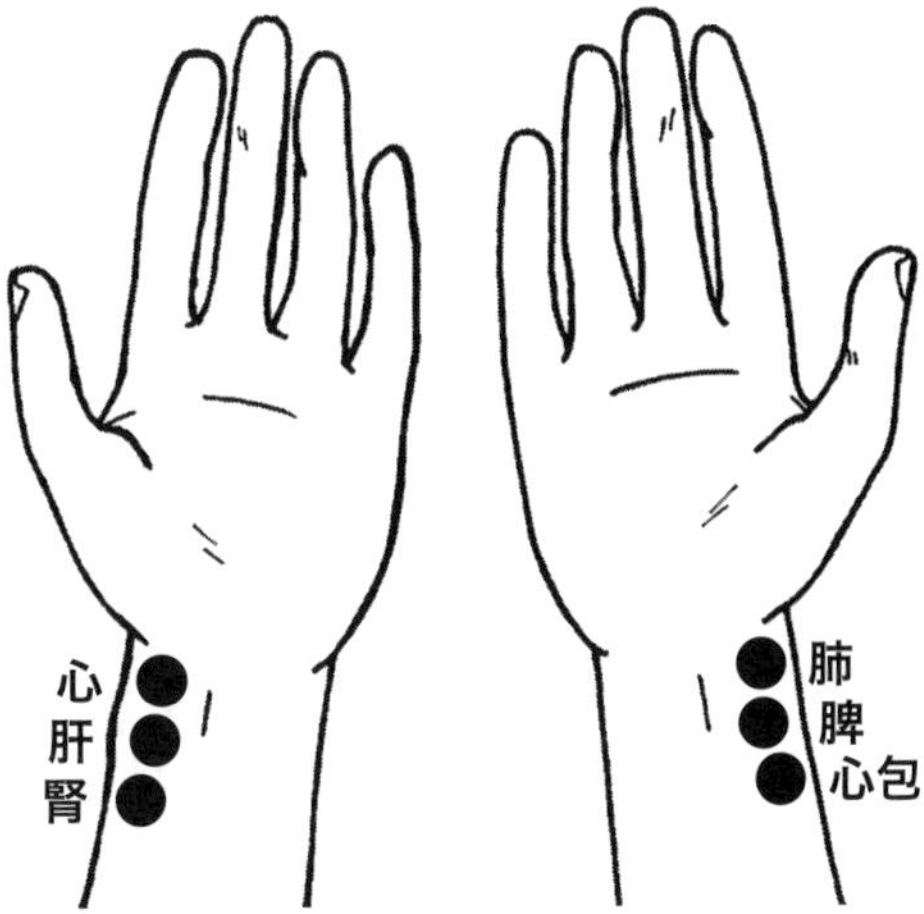


図表7-2　漢方の脈診

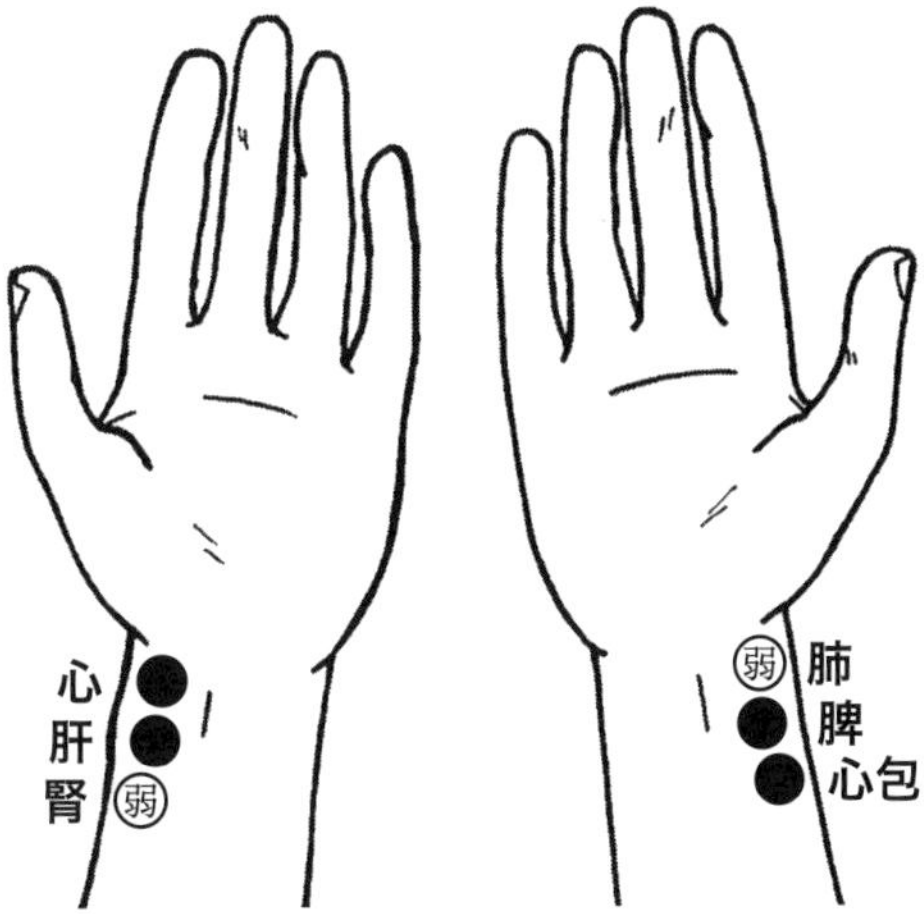


図表7-3　腎虚の脈診

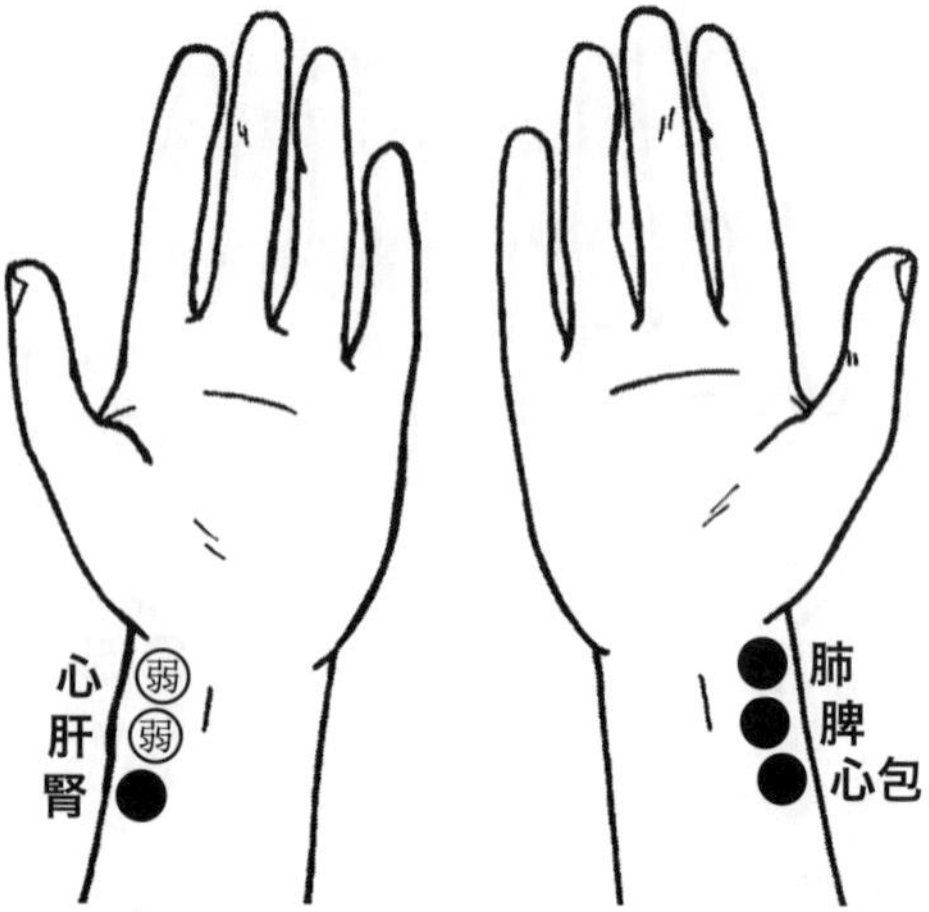


図表7-4　肝虚の脈診

さらに、子どもでも親でも、トラウマ処理を1セット実施した後に、この脈の状況が大きく改善することにも気付きました。一様に、脈が触診しやすくなり、腎虚のパターンが改善されるのです。筆者は最近では積極的にクライアントに自分の脈を3本指で診てもらい、その脈が改善するのを確認してもらうようにしています。

これは、この一見非常に奇異な、TSプロトコールのトラウマ処理法がからだの深いところにしっかり働いていることをクライアントに知ってもらい、いくらかでも治療へのモチベーションが上がることを意図しています。

ときどき、肝虚《かんきょ》（図表7－4）を示す親や子どもに出会います。肝虚とは、漢方医学で、肝臓をはじめとする血を発散（送り巡らす）する機能が低下する状態のことをいいます。このような親や子どもたちを診察した場合は、何か腹を立てていないか、今日の出がけにケンカをしなかったか確認をすると見事に的中します。この場合には、腹同側《どうそく》、腹対側《たいそく》、鎖骨下部と、腹の部位（ここは肝のツボです）に厚く3セットの処理を行うようにします。すると この数分の処理で肝虚所見も改善します。

脈診はそれ以外にも、肺の所見から、喘息の悪化など実に多くのことを教えてくれます。

## 7-3　トラウマ処理の実際　パルサー操作と肩呼吸

具体的には筆者らが撮影した動画をご覧いただくのがわかりやすいので、118ページの二次元バーコードからご覧ください。ここではイラスト（図表7-5）を交えて説明します。

TSプロトコールは、左右交互に振動するパルサーを用いた刺激を行った後に、肩呼吸を行います。大人の場合、パルサーを当てる場所は、①肋骨下縁の上腹部、②両鎖骨の下縁、③首、④こめかみの4ヵ所です（図表7-5）。①～④の順に、パルサー刺激→肩呼吸を合計で4セット行います。これが基本形ですが、症状に応じて、パルサーを使わず、自分

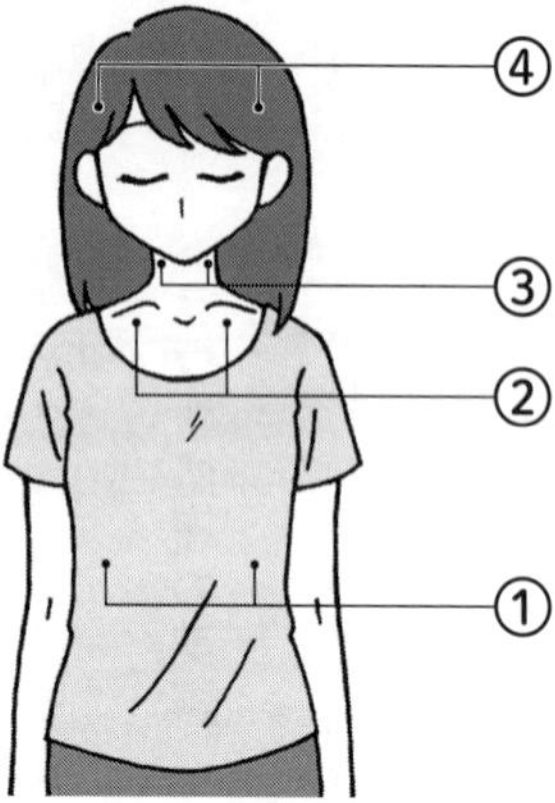


**図表7-5　パルサーを当てる位置（大人の場合）**

の手を使って左右をパタパタと叩く「手動処理」やパルサーを当てる部位を変えるなどバリエーションがあります。これについては後ほど説明します。

まず基本形を説明します（図表7－6）。

「からだへの左右交互の刺激と、肩呼吸による深呼吸によって、からだの嫌な感じを上に抜きます。じゃあ始めますよ」と具体的にやることだけの必要最小限の指示を出して、さっさと簡易型トラウマ処理を実施して、1回のセッションをできるだけ短時間に終える。こんな乱暴とも見えるやり方が、むしろ安全性ということでいえば最も優れています。

呼吸法については、ヨーガなどで一般的に用いられる腹式呼吸ではなく、肩呼吸であることに注意してください。本間（Homma,2010）によれば、呼吸による精神的な影響に関しては、腹式呼吸と胸式呼吸との間にまったく差は認められませんでした。

感覚的な説明をすれば、腹式呼吸は「溜める呼吸」、肩呼吸は「抜く呼吸」です。トラウマはからだの中に外から押し込まれた、いわば〝異物〟です。吸気は、地面から気を吸い上げるというイメージで吸って、呼気は、もろもろの押し込まれた不快記憶とともに、頭頂から上に抜くというイメージで行います。

第1セットは、肋骨下縁の上腹部です。ここは思考場療法で肝のツボの場所で、お乳の先端をそのまま下に降ろした肋骨の縁です。この肝のツボも、次の腎のツボも、4セットが徐々に固まりつつあるときに、筆者は思考場療法の講習を受け、同じ場所であることを「発見」しました。試行錯誤で見つけてきた場所が、それなりに根拠があったことが分かりすごく嬉しかったことを覚えています。パルサーを両手で握り、この部位に押し当て、20回ほどの左右交互刺激を加えます。その後、前記の深呼吸を行います。

第2セットは両鎖骨の下縁です。鎖骨の出っ張りの下の外側で、ぐっと押すとうっと痛いところになります。同じく20回のパルサーによる交互刺激、後に深呼吸を行います。

第3セットは、首の部位ですが、以前は後頸部に当てていました。その理由は、後頸部は解除反応が生じかけたときに頭痛が生じる部位だからです。繰り返すうちに、前頸部、

**図表7-6　パルサーを使ったトラウマ処理の基本形　その1**

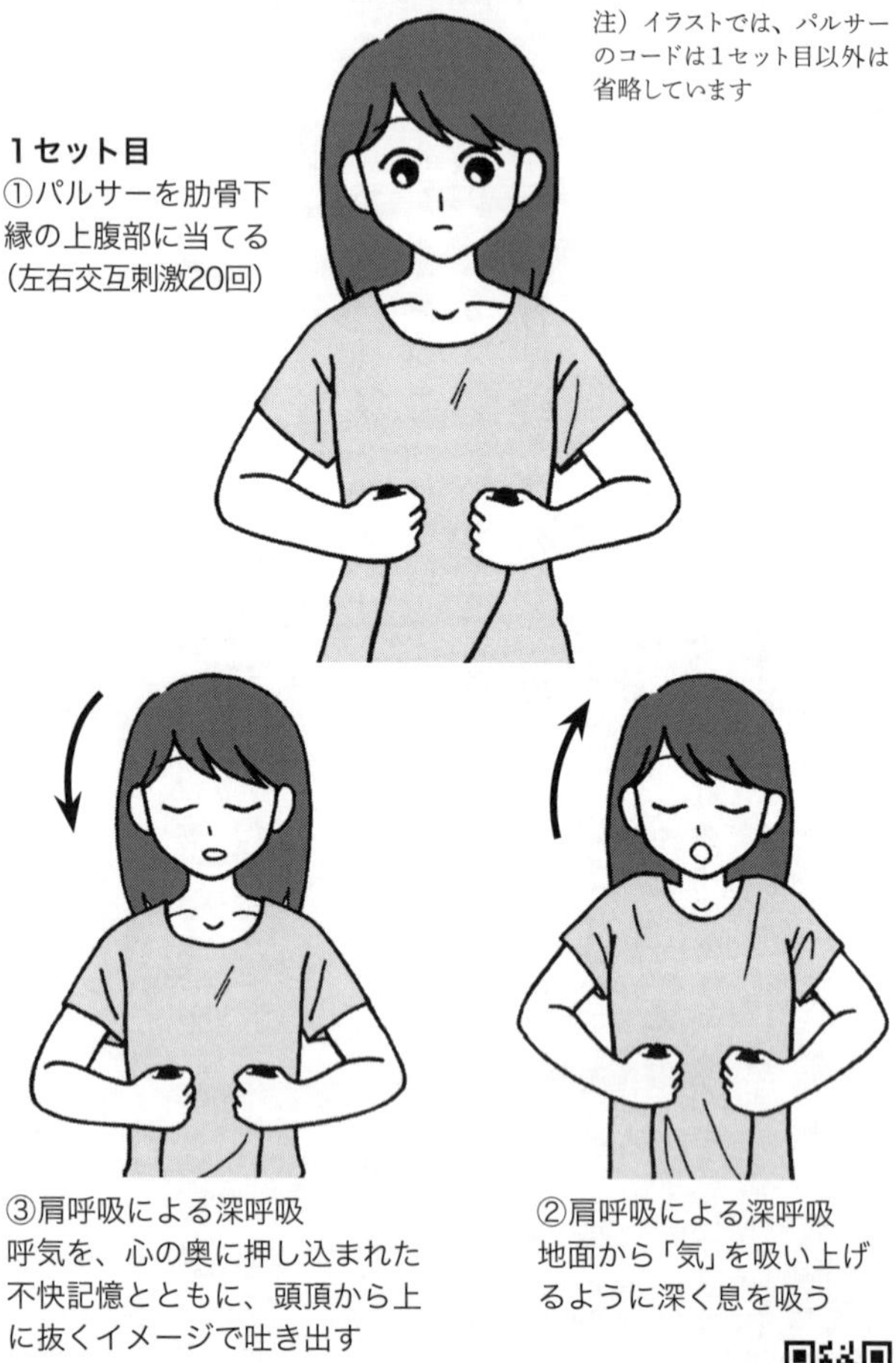
注）イラストでは、パルサーのコードは1セット目以外は省略しています
**1セット目**
①パルサーを肋骨下縁の上腹部に当てる（左右交互刺激20回）
③肩呼吸による深呼吸
呼気を、心の奥に押し込まれた不快記憶とともに、頭頂から上に抜くイメージで吐き出す
②肩呼吸による深呼吸
地面から「気」を吸い上げるように深く息を吸う

動画
https://youtu.be/rMcsS4iX1rg

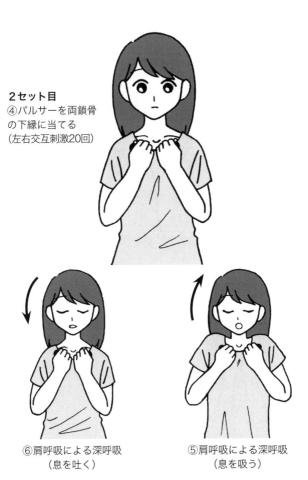

**2セット目**
④パルサーを両鎖骨
の下縁に当てる
（左右交互刺激20回）

⑥肩呼吸による深呼吸
（息を吐く）

⑤肩呼吸による深呼吸
（息を吸う）

※肩呼吸は基本的に処理部位に手を当てたまま行う

➡ 120ページに続く

**図表7-6　パルサーを使ったトラウマ処理の基本形　その2**

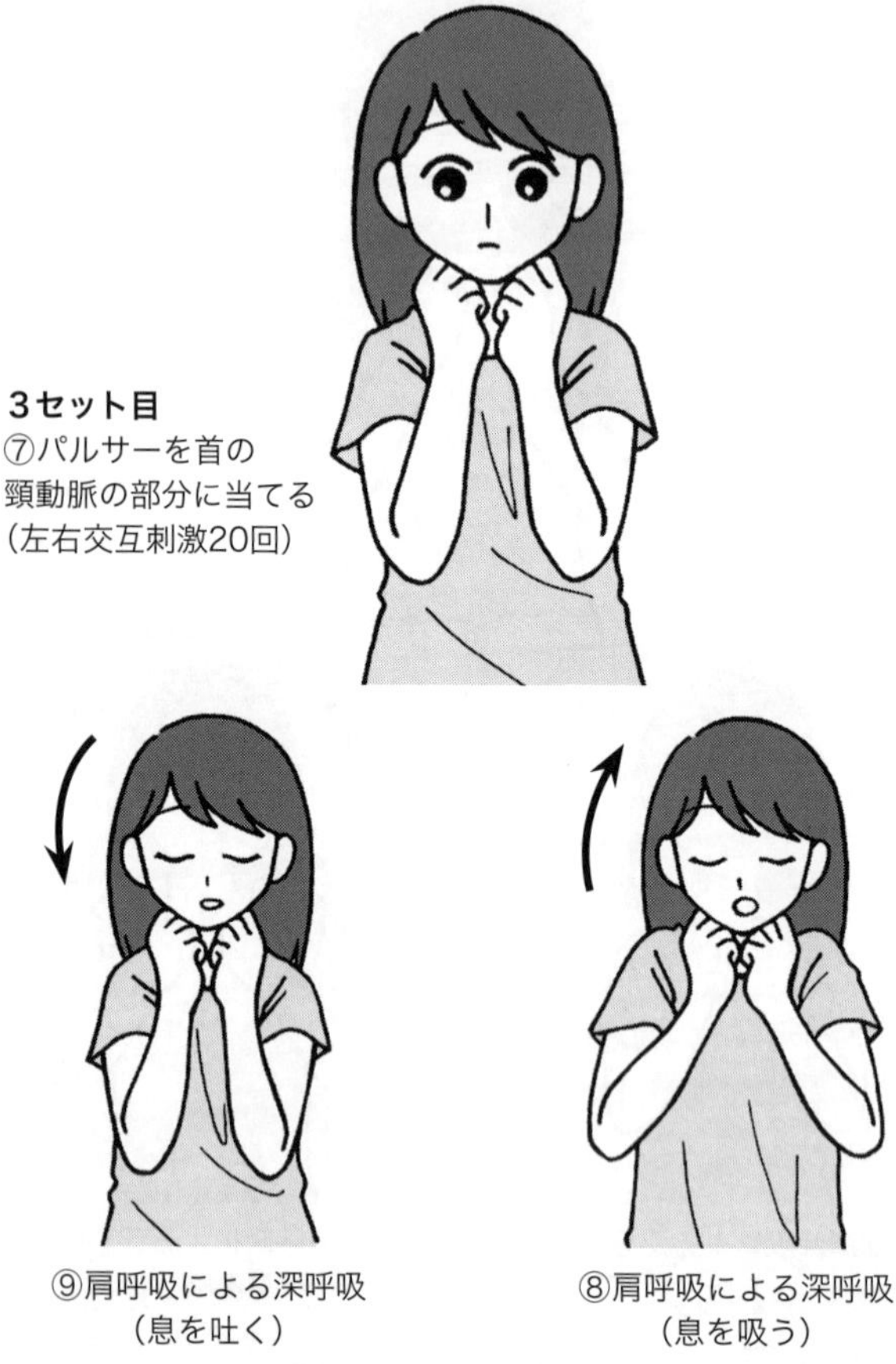
3セット目
⑦パルサーを首の
頸動脈の部分に当てる
（左右交互刺激20回）
⑨肩呼吸による深呼吸
（息を吐く）
⑧肩呼吸による深呼吸
（息を吸う）

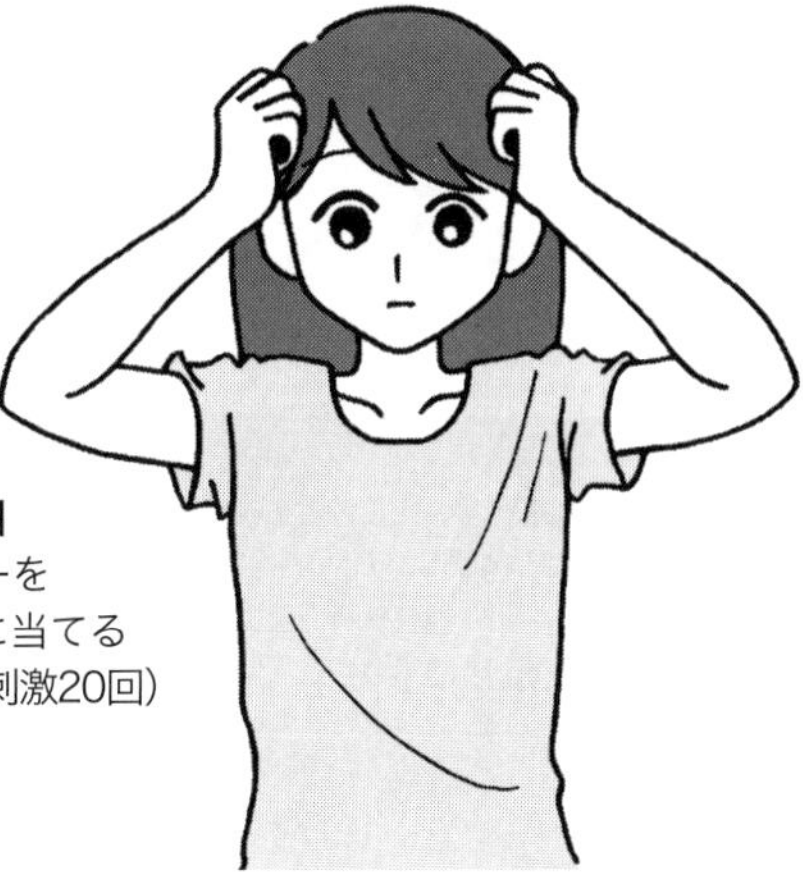

**4セット目**
⑩パルサーを
こめかみに当てる
(左右交互刺激20回)

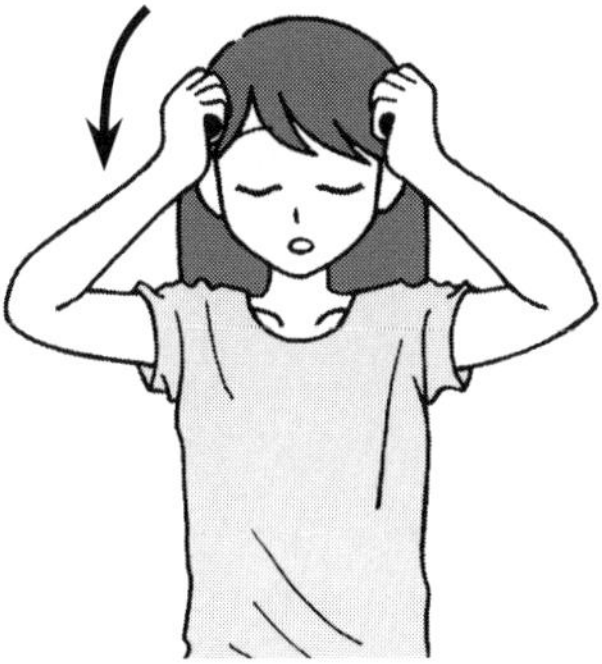

⑫肩呼吸による深呼吸
(息を吐く)

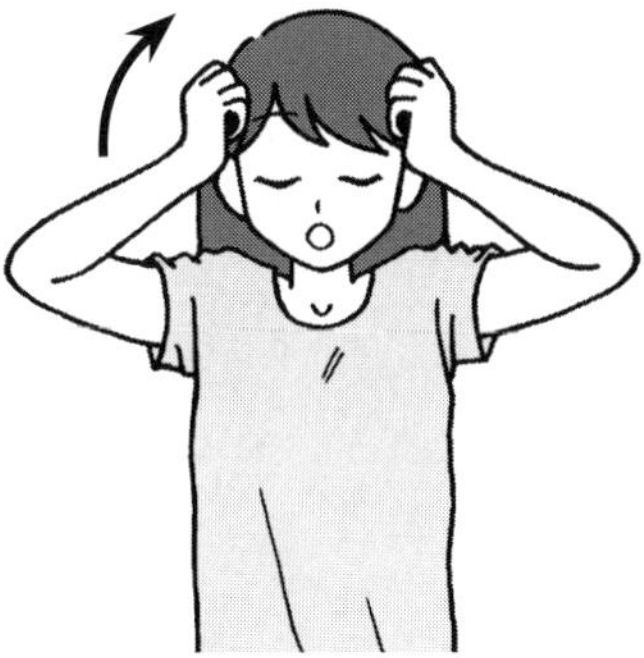

⑪肩呼吸による深呼吸
(息を吸う)

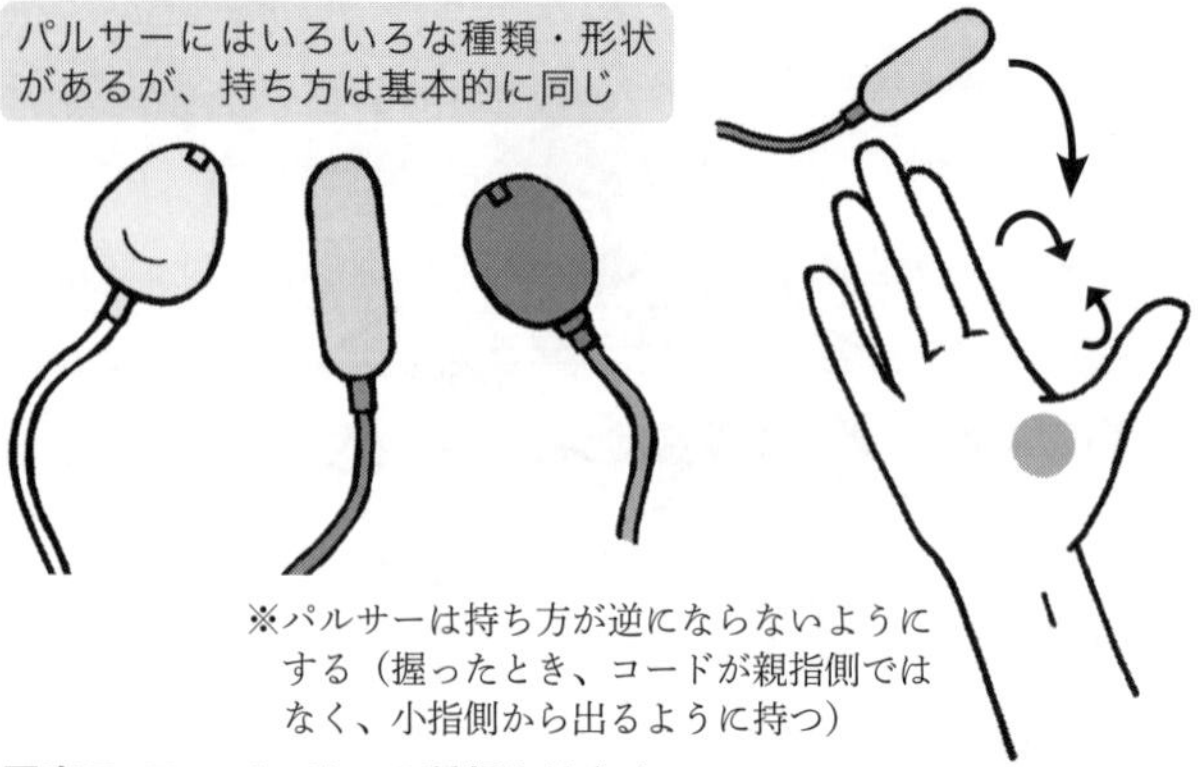
パルサーにはいろいろな種類・形状があるが、持ち方は基本的に同じ
※パルサーは持ち方が逆にならないようにする（握ったとき、コードが親指側ではなく、小指側から出るように持つ）

**図表7-7　パルサーの種類と持ち方**

頸動脈の前に当てたほうが有効な症例が多いことに気付き、現在は基本的には前頸部を用いています。この部位は、迷走神経に深く関係する部位であることが知られています。同じく20回の交互刺激、深呼吸をします。

最後にこめかみ部分に当て、同じく20回の左右の交互刺激（左振動と右振動で1セット）、深呼吸で終了します（図表7-6）。

ちなみに、筆者はパルサーをぐっと強く握ってもらうようにしています。それは親指と人差し指の根っこの所に「合谷《ごうこく》」という大事なツボがあって、そこに振動が伝わると、脳の（特に帯状回のあたりの）興奮が下がることが示されているからです（図表7-7、7-8）。

4セットを終了後に、身体的な違和感が残っていないかどうか確認し、残っている部位があれば

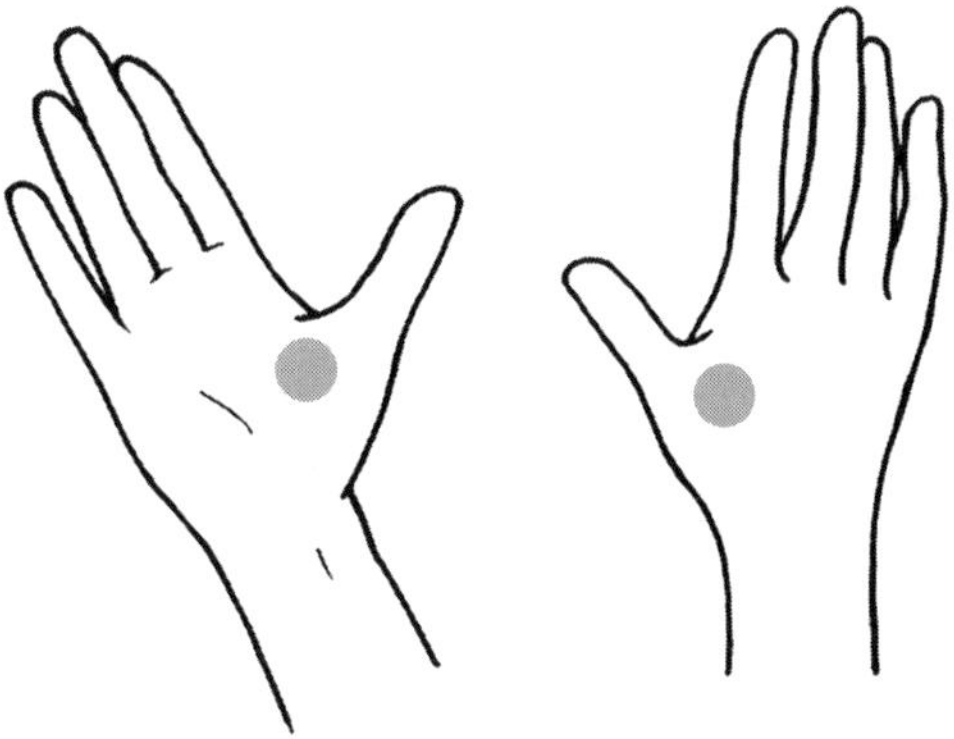

図表7-8　合谷の位置

その周囲に、手動による左右交互刺激を追加し、不快感が減ったとクライアントが述べるまで、何セットかの左右交互刺激と深呼吸をさらに加えるようにしています。

この簡易型トラウマ処理の全体の実施時間はわずか数分間です。

## 7-4　手動処理の実際

手動処理を図表7-9に示します。前述したとおり、手動処理とはパルサーを用いず、自らの手を使ってパタパタとからだを叩く方法です。腹、鎖骨下部、首のところは左右を1回として20~30回程度たたき、頭は15~20回なでおろしてください。

叩く部位はパルサーを当てる場所と同じです

**図表7-9　手動処理フルセット　その1**

**1セット目**

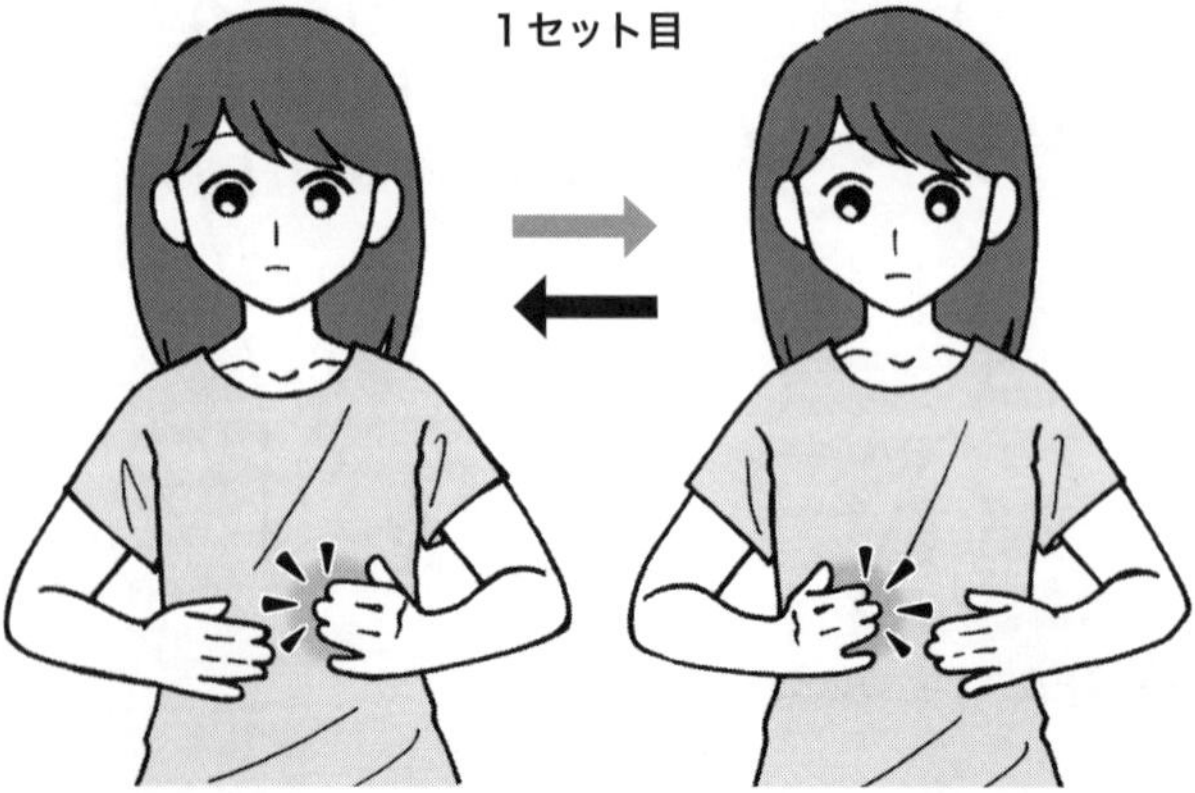

①（左右交互を1回として20〜30回程度）
自らの手を使って、柔らかくパタパタと肋骨下縁の上腹部を叩く

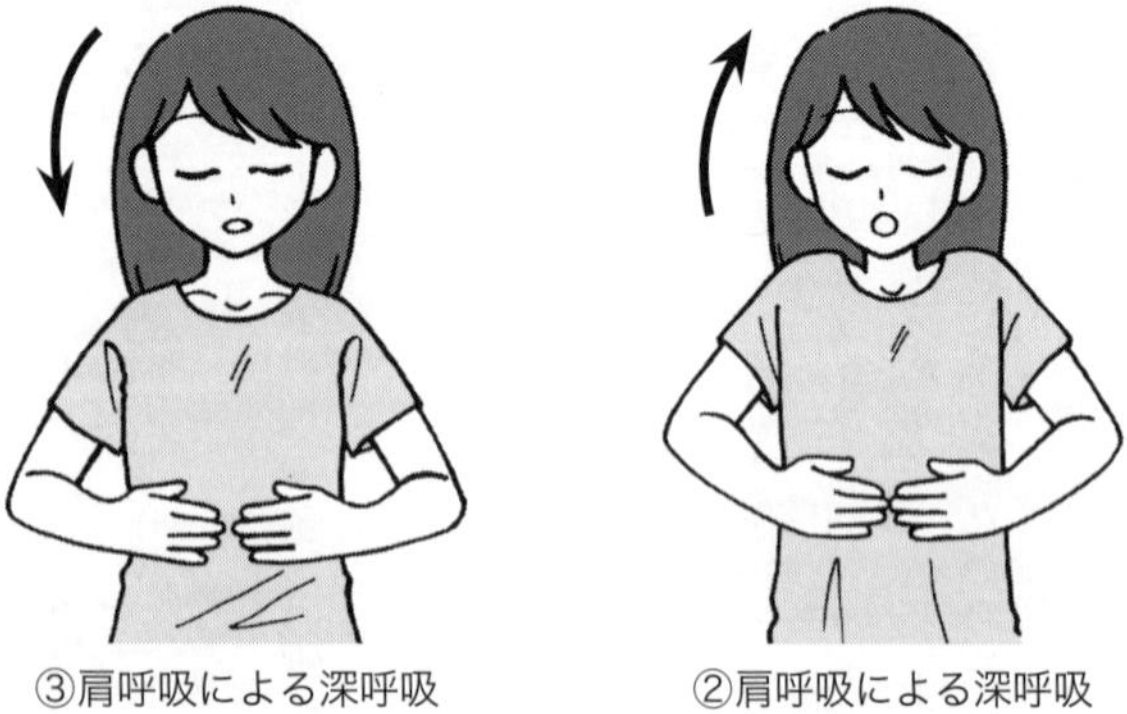

③肩呼吸による深呼吸
（息を吐く）

②肩呼吸による深呼吸
（息を吸う）

動画
https://youtu.be/gk8o2uJFI8M

**2セット目**

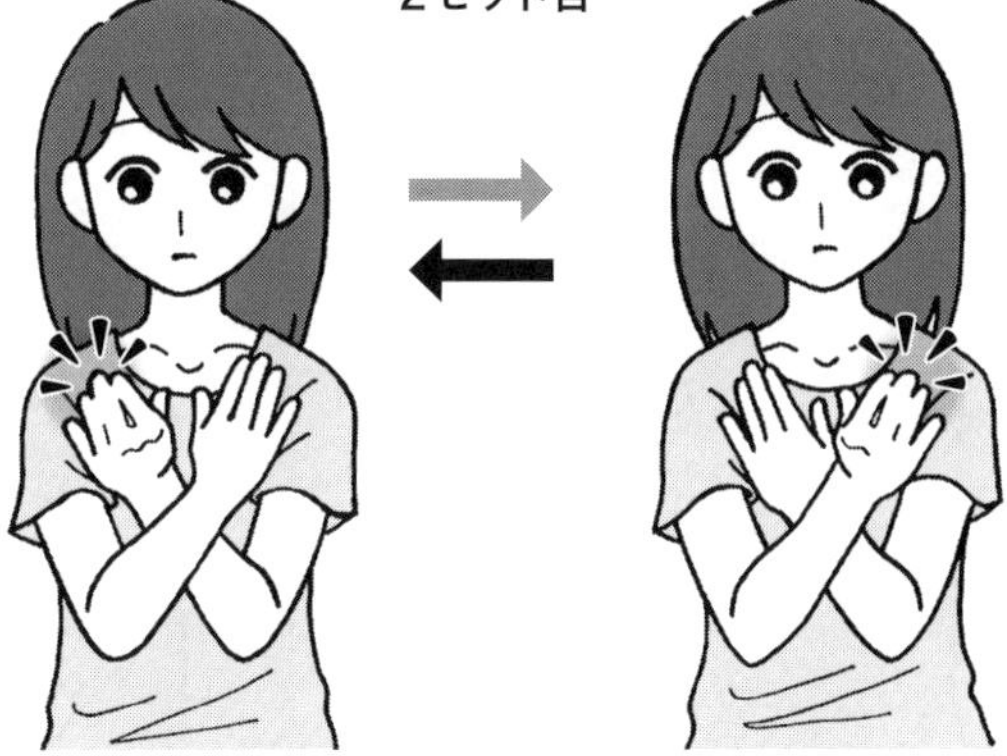

④(左右交互を１回として20〜30回程度)
パタパタと両鎖骨の外縁を叩く

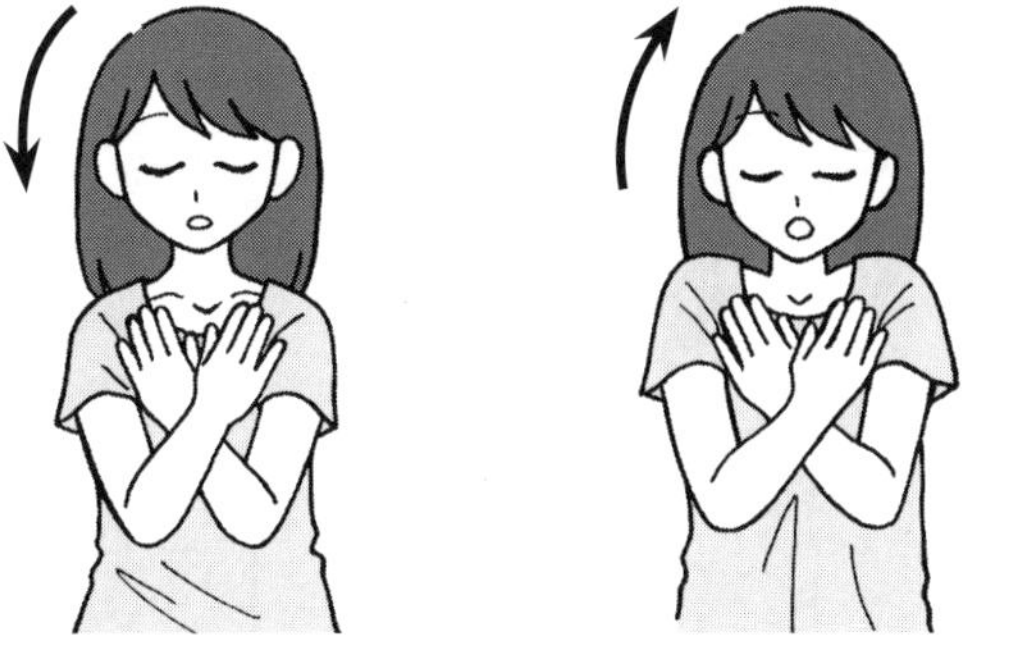

⑥肩呼吸による深呼吸
(息を吐く)

⑤肩呼吸による深呼吸
(息を吸う)

※パルサー処理、手動処理ともに、手を交差する際は
どちらの手が上でもかまわない

➡ 126ページに続く

図表7-9　手動処理フルセット　その2

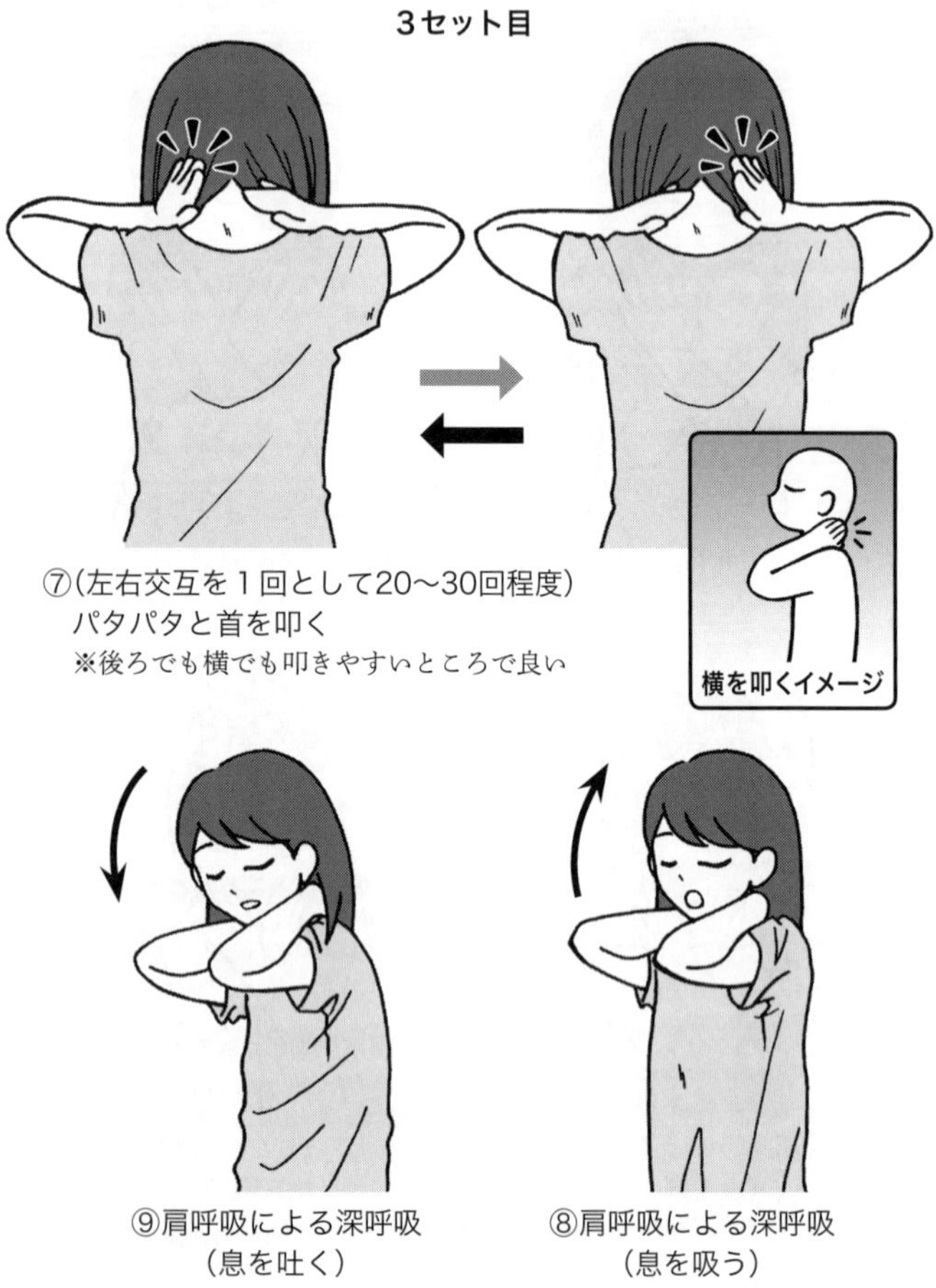
3セット目
⑦(左右交互を１回として20〜30回程度)
パタパタと首を叩く
※後ろでも横でも叩きやすいところで良い
横を叩くイメージ
⑨肩呼吸による深呼吸
(息を吐く)
⑧肩呼吸による深呼吸
(息を吸う)

**4セット目**

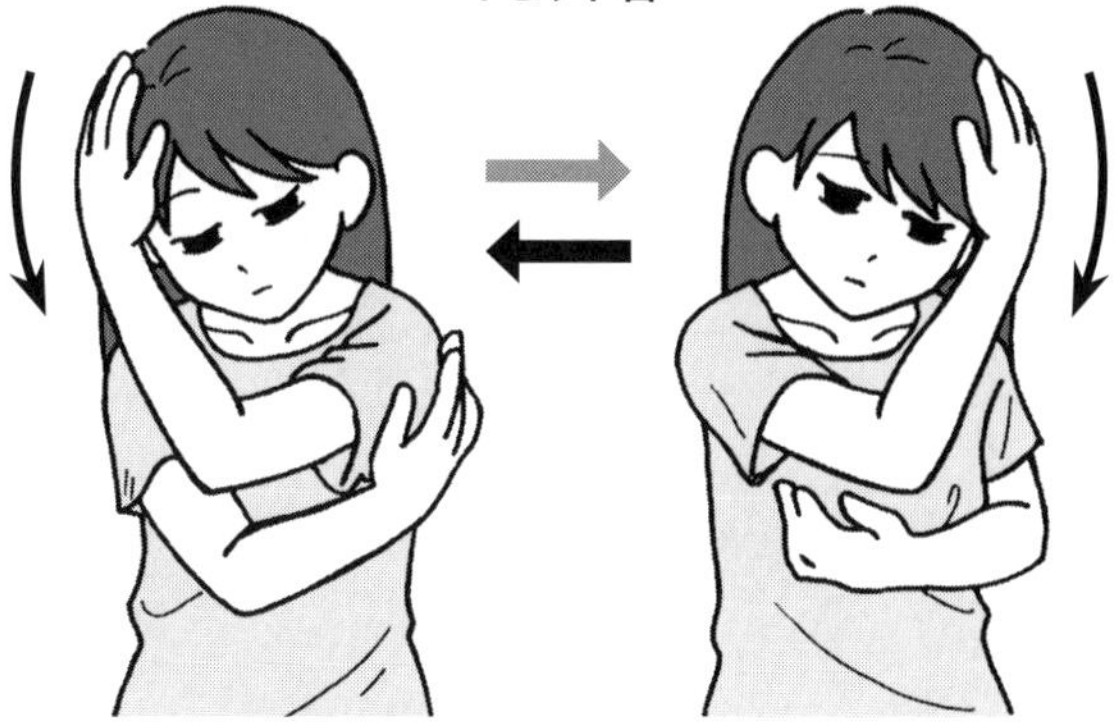

⑩（左右交互に15～20回程度）
自分で自分の頭を「よしよし」となでている
イメージでなでおろす

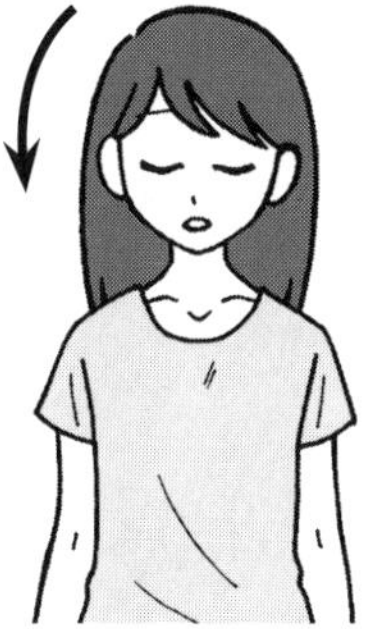

⑫肩呼吸による深呼吸
（息を吐く）

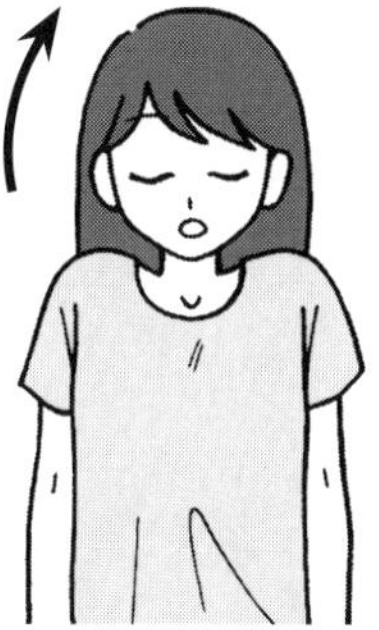

⑪肩呼吸による深呼吸
（息を吸う）

が、鎖骨下部と頭（上から下になでおろす）は、手を交差させて対側に左右交互刺激を加えるほうが有効です。実はこの交差の効果は、同側の刺激よりもいっそう効力が強いらしいのです。これはパルサーを用いた時も同様です。

なぜこんなことが断言できるのかというと、脈診による脈の変化を見ると、明らかに、交差したほうが強い反応があるからです。ちなみにパルサーについては基本は同側からです。一度に強い効果を欲張らず、少しずつ徐々に治療効果を上げていくほうが、たぶんクライアントには優しい治療になるのではないかと感じるからです。

手動処理の場合、パルサーより安全性が高いことが示されています。これは恐らく自分で左右交互刺激を加えるという作業が入るので、意識が分散されて、トラウマの蓋が開きにくくなるからではないかと考えます。実際の治療では、筆者は最初からパルサーによる処理に、手動処理をまじえた治療を行うようにしています。それは1クール終了時に手動処理の方法をクライアントが身につけていて、セルフで処理が出来るようになっていることを目指しているからです。

もうひとつ、頭の手動処理は雑にやらないことをお願いします。自分で自分の頭を「よしよし」となでているイメージで行うことが大切です。筆者は手を用いてなでおろしていくときに、クライアントに次のように声をかけています。例えばクライアントが母親なら

「自分で自分の頭をよしよしとなでている印象で、自分は良いお母さんだ。自分は逆境を乗り越えて子どもを育ててきた。自分はしっかり子どもを育てている。自分はよくやっている。よしよし、よくやっている。これからもっと良いことが起きてくる……」など、両手のなでおろしに合わせ、クライアントを励ます言葉を添えるようにしています。実に、親から頭を「よしよし」となでられた経験などない人ばかりです。それだからこそ、いっそう、このプラスの声かけがクライアントには必要なのです。頭の手動処理の時に、このような言葉を反復しながら涙を流す方も少なくありません。

このTSプロトコールによる数分間のトラウマ処理は、できるだけ2週間から3週間おきに実施します。1週間おきの実施がもし可能であれば理想的です。が、概ね3回目から5回目ぐらいの治療で、フラッシュバックがストンと下がってきます。その代わり、2回目から3回目ぐらいは、フラッシュバックはむしろ少し強くなります。

フラッシュバックが下がってくるまでの間、トラウマ体験については一切質問をしません。トラウマ処理に入る前の初診の時に詳しく聞く必要はありますが、治療に入ってしまった後はクライアントにもできるだけ思い出さないようにお願いし、フラッシュバックが生じてもできるだけそれを追わないようにお願いをします。

## 7－5　子どもへの簡易型トラウマ処理

子どもの場合には、4セット法は不要です。子どもは、幼ければ幼いほど、ボディー・イメージは丸っこいまん丸のイメージを持っています。例えば幼い子どもが最初に描く人物画は「頭足人」と呼ばれる、顔から手と足が出ている絵です。

幼い子どもが中耳炎でお腹が痛いと訴えることがあります。ふしぎに思われるかもしれませんが、「頭足人」であれば、耳とお腹はほぼ同じ場所にあるわけです。このように大人と子どもでは、ボディー・イメージに差があるので、子どものイメージに合わせて、パルサーを当て処理を行う部位を変える必要があります。

図表7－10に一覧を示します。幼い子どもの場合には、鎖骨下部同側、鎖骨下部対側の2セットでよく（図表7－11）、学童期になると、腹、鎖骨下部同側、鎖骨下部対側の3セットが基本です。

脈診で腎虚ではなく肝虚の場合には、腹同側、腹対側、鎖骨下部同側の3セットになります。つまり肝のツボにより強く刺激を与えるわけです。

学童期後半になって、思春期前のからだが成長を示す時期になったら、下から上に抜く

| | |
|---|---|
| 幼児 | **鎖骨下部同側　鎖骨下部対側**　２セットでよい |
| 学童 | **腹同側　鎖骨下部同側　鎖骨下部対側**　３セットが基本<br>⬇怒りのコントロールが不良な場合<br>**腹同側　腹対側　鎖骨下部同側**　あるいは<br>**腹同側　腹対側　鎖骨下部同側　鎖骨下部対側** |
| 小学校高学年 | **腹　鎖骨下部　頭**　３セットが基本。怒りのコントロールが不良な場合などは「学童」と同様の処理を加える |
| 青年期以降 | 成人と同じ４セット法が基本 |

**図表７-10　子どもへの治療：パルサーをどこに当てるか**

タイプのトラウマ処理に変えていきますが、首の処理を飛ばして3セット、つまり腹、鎖骨下部、頭と当てて上に抜くという形が基本になります。

ちなみに特に子どもの場合、当てる部位はおおよその位置でよく、振動がその辺りに伝わっていれば十分です。

パルサーによるそれぞれの部位への振動は大多数の子どもに好評で、またその治療によって、辛いフラッシュバックが軽くなるという体験があるからだと思いますが、数回行うと、ニコニコしながら自ら手を出してパルサーを握り「これこれ」などと言って簡易型トラウマ処理を積極的に行う姿も見られるようになります。

子どもへの簡易型トラウマ処理の臨床例を紹介します。

2歳のそらさんと30代のそのさんの親子です。そらさんは初診では落ち着きなく動き回り、さらにくるくる回る、頭を打ち付けるなどの行動が認められ、目が合いま

**図7-11　子どもへの簡易処理（幼児〈未就学児〉の場合）**

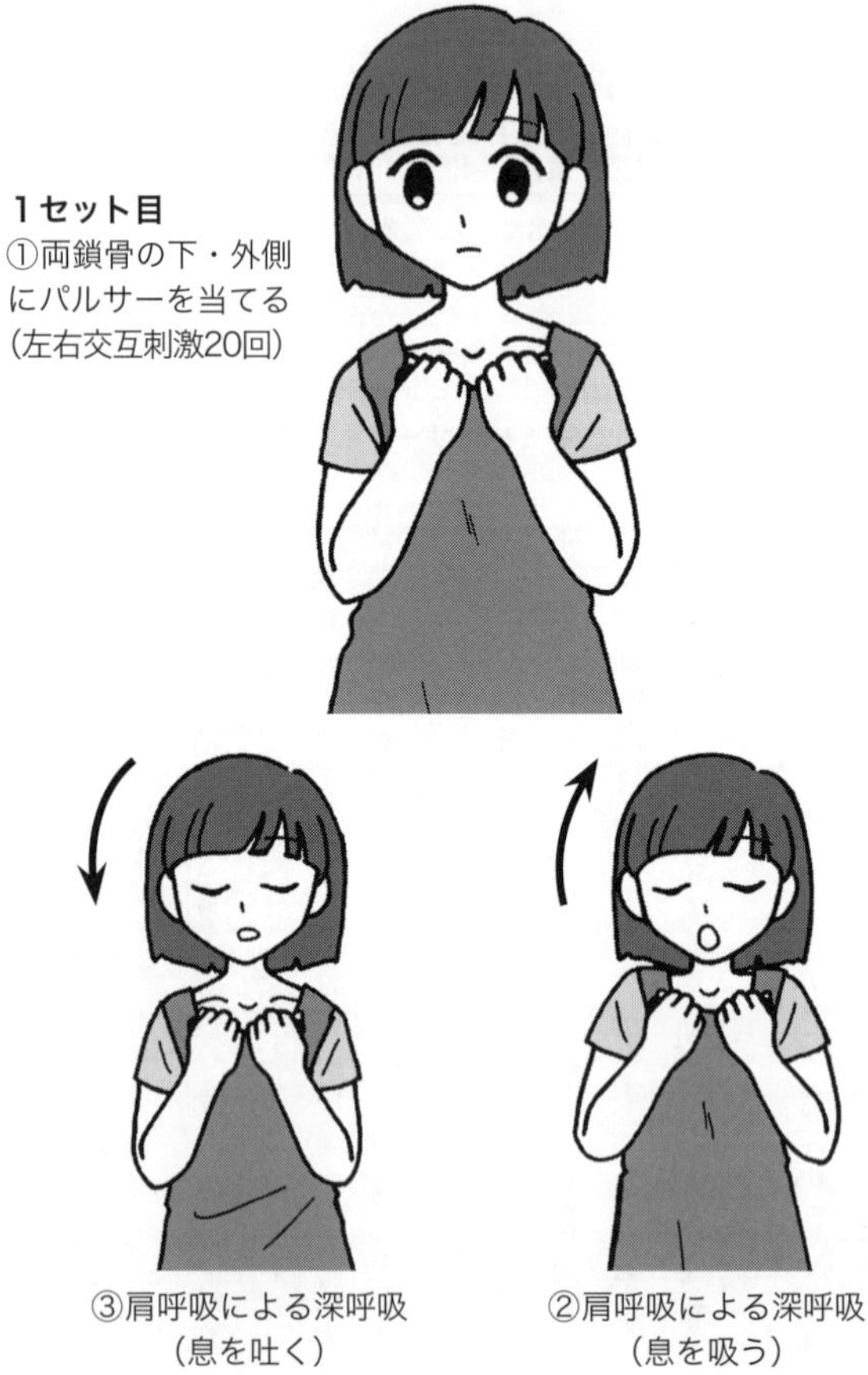
1セット目
①両鎖骨の下・外側にパルサーを当てる（左右交互刺激20回）
③肩呼吸による深呼吸（息を吐く）
②肩呼吸による深呼吸（息を吸う）

動画
https://youtu.be/AGJEQp_8d_o

**２セット目**
④手を交差して、
両鎖骨の下・外側に
パルサーを当てる
（左右交互刺激20回）

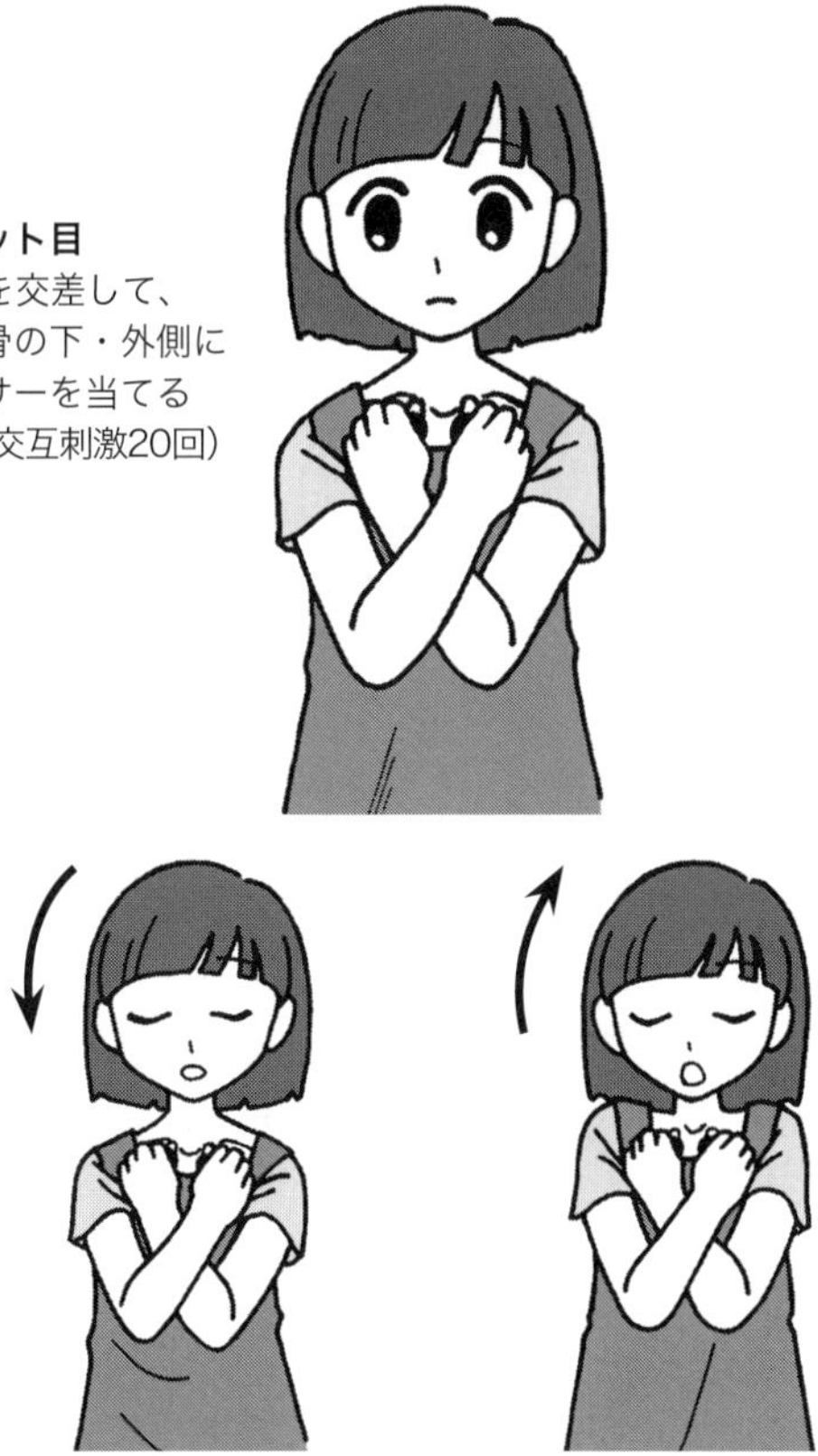

⑥肩呼吸による深呼吸
（息を吐く）

⑤肩呼吸による深呼吸
（息を吸う）

せんでした。そのさんによれば迷子になることもよくあるといいます。偏食があり、奇声を上げてハイテンションになってしまい、癇癪《かんしゃく》をおこし夜は眠れないといいます。初診の時のそらさんは、どうみても自閉症でした。

母親のそのさんは幼い頃に家族がバラバラになり、児童養護施設を転々としました。子どもの頃から継続して、記憶の断裂、難聴、嘔吐《おうと》、不眠、舌の麻痺《まひ》、気分の変動が続いていて、自分を上から見下ろしている状況になることがよくあるといいます。社会に出てから、精神科のクリニックを何軒か受診し、服薬もしましたが、全く良くならなかったそうです。どこのクリニックも統合失調症という診断でした。

そらさんとそのさんの親子の併行治療を開始しました。当初、保健師さんが親子を連れてきての受診のため、月に1回の外来となりました。

そらさんは2歳の幼児なので、鎖骨部への同側、対側のパルサーによる2セットの治療を行いました。初診から3ヵ月後、3回目の外来では、癇癪も偏食も改善し、しっかり寝ていることが報告されました。この3回目には視線も合い、笑顔で入室し、自分で手を伸ばしてパルサーを要求し、しっかり鎖骨に当て（2歳児が！）、しっかり深呼吸もできて、治療終了後はピースをしながらにこにこと退室し、自閉症らしさは消えてしまいました（！）。

そのさんには、服薬と4セットのTSプロトコールによる治療を行いました。こちらも

3回目のトラウマ処理で大きな変化が起きました。そのさんは3回目の治療が終わって退室するときに「頭痛があるけど、すごく楽になりました。こんなに不安がない状態が本当にあるなんて……逆にそれが怖い感じで……今まで不安が無いことなんてなかったんで」と涙をぽろぽろと流しながら退室していきました。そのさんはその後、解離性同一性障害（多重人格）があることがわかり、後に述べる自我状態療法を行いました。その後もいろいろなエピソードがありましたが、親子とも元気に生活ができています。

## 7-6 パルサーによる追加処理

基本形に加えて、いくつか知ってほしいバリエーションがあります。

1番目は、基本の4セットに追加の交差を加えて5セットで行うという方法です。先に述べたように、肝虚だったときに、最初から腹の部分（肝のツボの部位）を同側、対側と2セット行います。

あまりに腎虚が著しい時には、鎖骨下（腎のツボの部位）の処理を同側、対側と2セット行います。さらに攻撃的な衝動行動があまりに強いときに、頭の部位に同側、対側と2セットで行うなど（頭にイライラ感が溜まっているときに暴力的な噴出が生じるので）いくつかのよく行

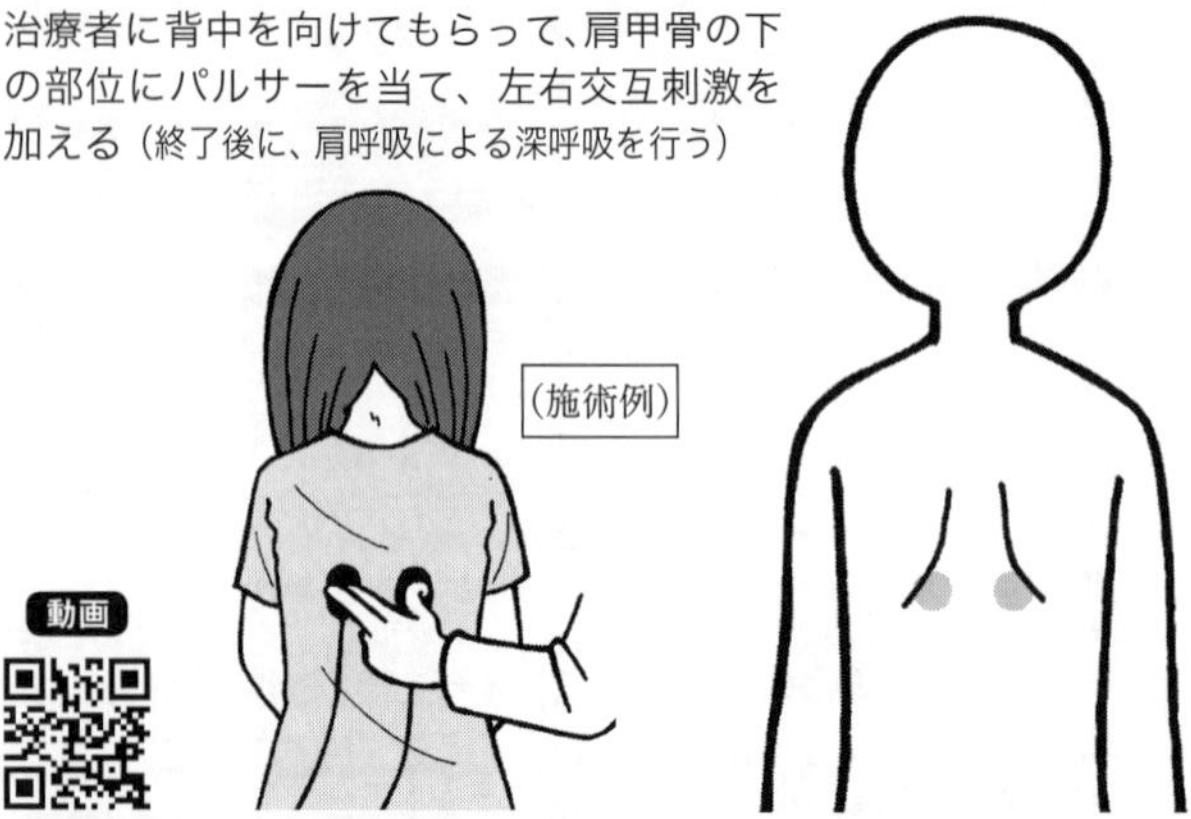
治療者に背中を向けてもらって、肩甲骨の下の部位にパルサーを当て、左右交互刺激を加える（終了後に、肩呼吸による深呼吸を行う）
（施術例）
動画

https://youtu.be/jja4OdFKH-E

**図表7-12　トラウマ処理（5セット）で、背中にパルサーを当てる位置**

う追加があります。

2番目は仁木啓介先生（ニキハーティーホスピタル）に教えていただいた方法です。鎖骨と首の間に背中を入れて5セットで行うやり方です。鎖骨下部への簡易型トラウマ処理が終わったところで、いったんパルサーを治療者が預かり、治療者に背中を向けてもらって肩甲骨の下の部位にパルサーを当て左右交互刺激を加え（図表7－12）、深呼吸を行うのです。その後、再び対面してもらい、パルサーを再度クライアントに渡して、首の部位の簡易型トラウマ処理、次いで頭の処理を行い計5セットで簡易型トラウマ処理を行うという方法です。ちなみにこの場合には、首の部位は前頸部ではなく、後頸部に当てたほうがいいようです

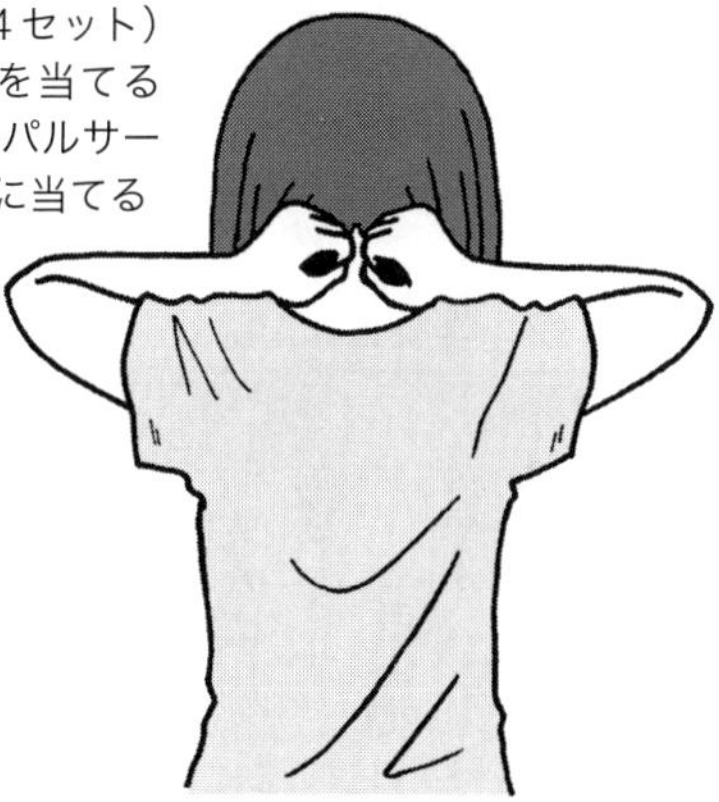
トラウマ処理の基本形（４セット）では、前頸部にパルサーを当てるが、５セットでは、背中のパルサーの後、首の後ろ（後頸部）に当てる
（終了後に、肩呼吸による深呼吸を行う）

**図表７-13　トラウマ処理（５セット）で、首にパルサーを当てる位置**

（図表7－13）。これもその理由の説明が出来ないのですが、脈の変化などを診ると明らかにそのほうがよいのです。

トラウマ処理を始めるとすぐに、体勢が前に傾き、背中の後ろに背後霊よろしく、何やら重たい憑《つ》きもののようなものがにじみ出てくるクライアントにしばしば出会います。このような方々は、ほぼ例外なく、正にひとりで一切を背負って生き抜いてきた人です。例えば、現在ワンオペ状態で生活をしているシングルマザーなどが典型的です。このような方に、背中のパルサー刺激を挟むことの効果は著しく、緊張がすっと緩むのが見てとれます。この背中への処理は大変優れていて、さすが仁木先生だなと感心することしきりです。

3番目は江川純先生（新潟大学医歯学総合病院精

神科）に教えていただいた方法です。TSプロトコールで1クール実施して、それでもフラッシュバックに基づく問題が改善しないとき、特に例えば暴れてしまうといった問題が良くならない発達障害系の青年・成人に対して、トップダウンの要素を加える方法です。「お祭りの時に、子どもに触るんじゃないと怒鳴られた」などフラッシュバックの内容をクライアントもしくは治療者が言葉にしたうえで4セットを行います。あるいは「20日の夜、暴れてしまいました」など暴れてしまった状況を同じくクライアントもしくは治療者が言葉にしたうえで4セットを行うのです。

つまり、きちんとした焦点化ではないのですが、具体的なフラッシュバックに意識を振り向けつつ、左右交互刺激と深呼吸による処理を行うという、暴露法との折衷のような処理技法です。特に言語的な表出が十分ではない発達障害の青年の大暴れに対して、このやり方が著効するのを経験します。

4番目は傾斜パルサーと呼んでいる方法です（図表7-14）。治療の半ばで、からだが右か左かに著しく傾く人が時々います。こんな時に、曲がっている側を下に、対側を上にパルサーを当ててトラウマ処理をすると、からだの傾きが良くなるのです。つまり、左に傾いているとしたら、1セット目は、左を腹、右を鎖骨下に当て20回の左右交互刺激と深呼吸、2セット目は、左を鎖骨下、右を首に当て同じく20回の左右交互刺激と深呼吸、3セット目は、左を首、右をこめかみに当て20回の左右交互刺激と深呼吸、これで、からだの傾きが元に戻ります。

これは一体何をしているのか。実のところ、曲がる理由も、傾斜パルサーで良くなる理由もさっぱり分かりません。しかしながらこんなやり方で何回か治療を行うと、からだの曲がりが良くなるのです。

## 7-7 呼吸法の工夫

専門的なことをもうひとつ付け加えます。

実際に治療を開始してみると、深呼吸が出来ない人が結構存在することに驚かされます。深呼吸ができない人には2系統あります。

1番目は言いたいことをぐっと（喉の辺りで）堪えるという習慣をずっと続けてきた人です。その人たちが、深呼吸で息を抜く際に、鎖骨下から首のところで息を止めてしまうのです。その場合には4セットを実施した後に、喉の辺りのつまり感、不快感が残ります。これはヒステリー球として、昔からよく知られていた現象です。

この延長に、深呼吸時の激しい咳き込みや、場合によっては嘔吐反応まで生じることが

**図表７-14　傾斜パルサー　その１**

**１セット目**
①下がっている側の
「肋骨下縁の上腹部」と
対側の「鎖骨下」に
パルサーを当てる
（左右交互刺激20回）

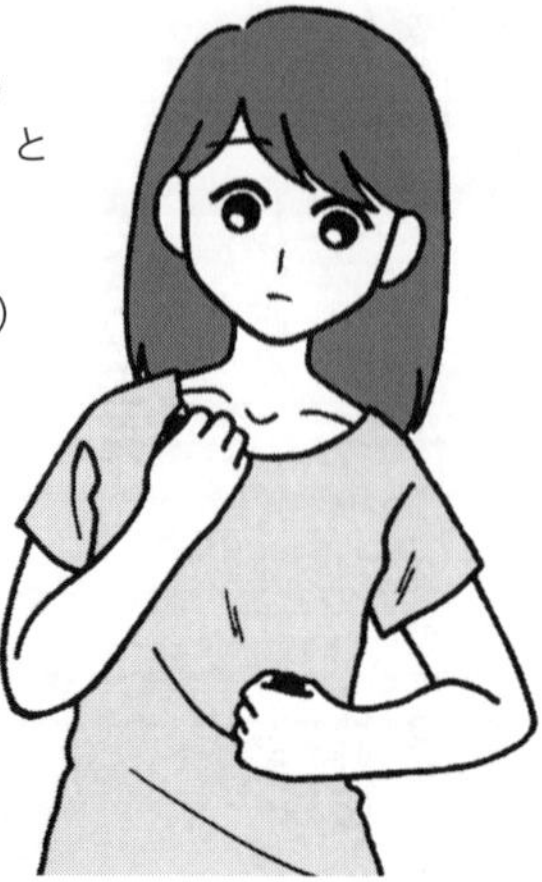

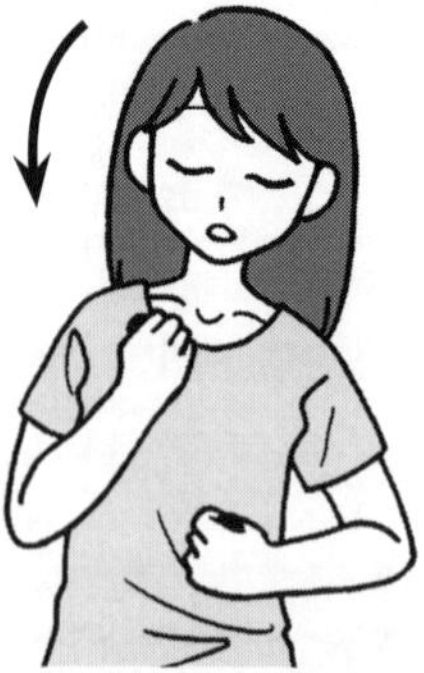

③肩呼吸による深呼吸
（息を吐く）

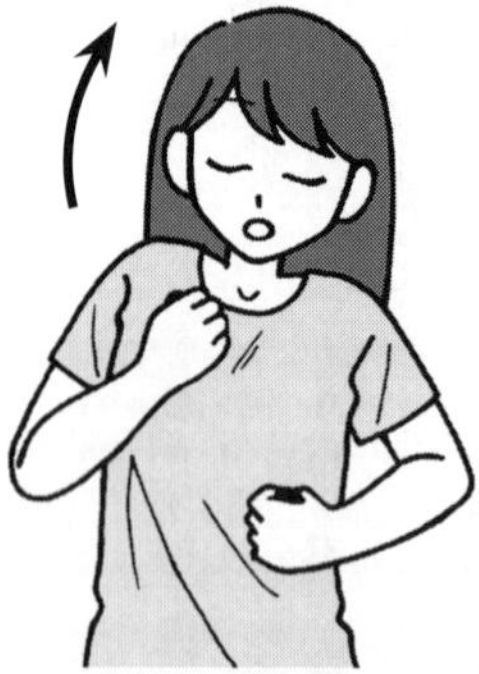

②肩呼吸による深呼吸
（息を吸う）

動画
https://youtu.be/1saPsWCj_sA

**2セット目**

④下がっている側の
「鎖骨下」と対側の「首」に
パルサーを当てる
（左右交互刺激20回）

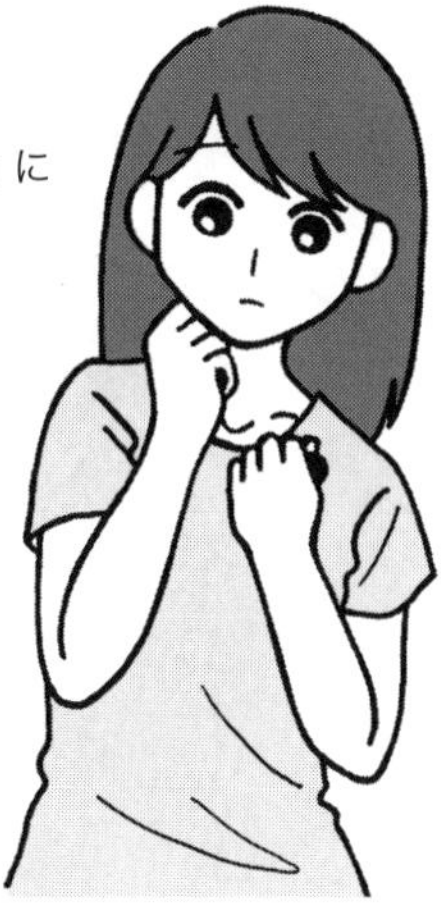

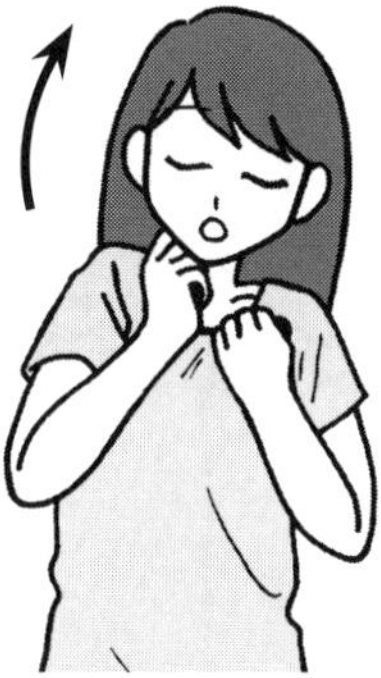

⑤肩呼吸による深呼吸
（息を吸う）

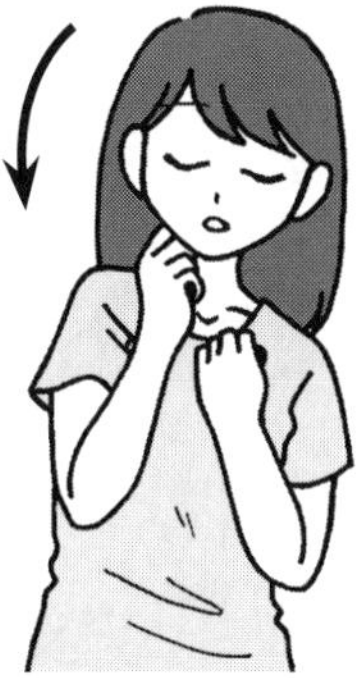

⑥肩呼吸による深呼吸
（息を吐く）

➡ 142ページに続く

## 図表7-14　傾斜パルサー　その2

**3セット目**
⑦下がっている側の
「首」と対側の「こめかみ」に
パルサーを当てる
（左右交互刺激20回）

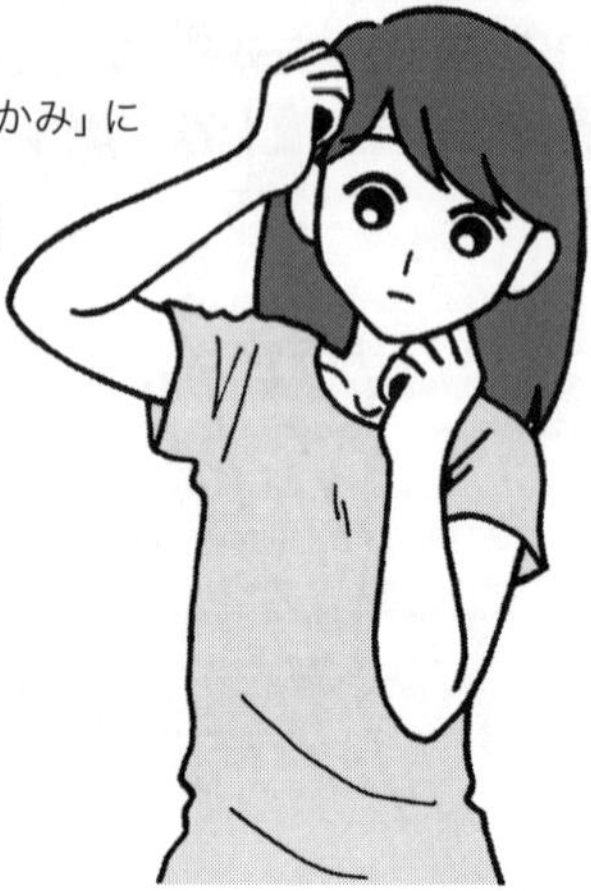

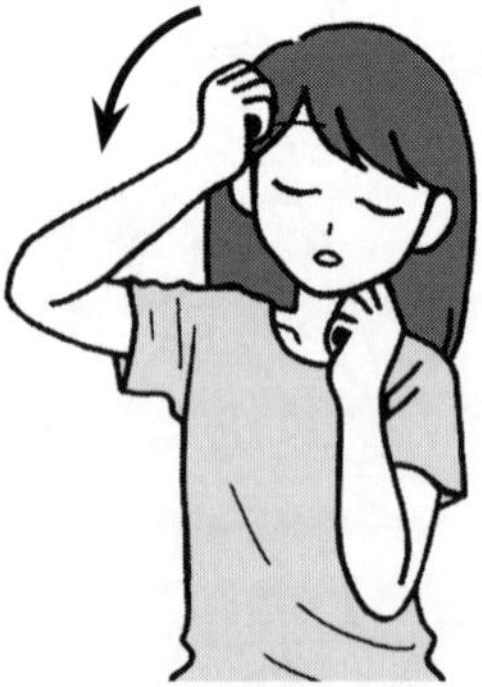

⑨肩呼吸による深呼吸
（息を吐く）

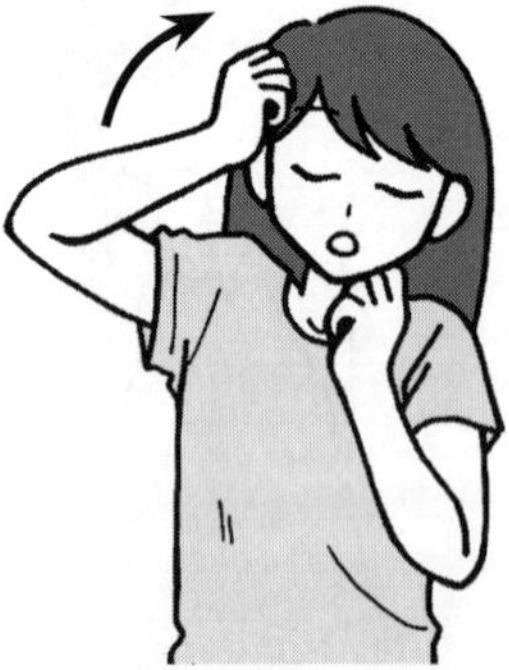

⑧肩呼吸による深呼吸
（息を吸う）

**追加処理**
**（背中に傾斜パルサーを行う場合）**

下がっている側の「肩甲骨の上」と、上がっている側の「肩甲骨の下」にパルサーを当てる。腹側の処理と位置が逆になるので注意する

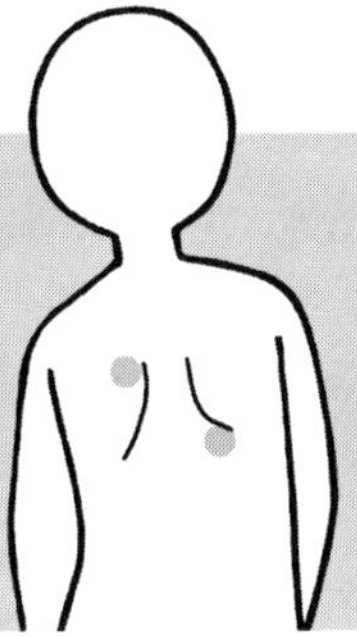

あります。こんな時は、言いたいことをぐっと堪えるだけではなく、飲み込みたくないものを飲み込まされた、あるいは飲み込まされ続けたという体験を続けてきた方です。この飲み込みたくないものが、志望高校の選択から、男性の精液まで非常に幅が広いのです。

2番目は水責めにあった経験がある人です。こちらも実は結構いるのです。

ブラジル系の中年のクライアントの症例です。深呼吸をするように指示されると、「プールで頭を押さえられて水に沈められて苦しい！」という場面のフラッシュバックが起きてしまうというのです。

別の日本人の若い女性の方です。この方も深呼吸が出来ず、「なぜできないのだろう」と常々不思議に思っていたら、トラウマ治療が進むうちに、幼いころに「潜水艦」という遊びを父親にさせられていたことが分かりました。頭を上から押さえて沈められたままプールを往復泳がされる

というのです。同じく風呂でも潜水艦遊びを父親から強いられていたことも分かりました。この方は父親からのサディスティックないじめを受け続けていたことを治療が進むにつれ、ぼろぼろと語るようになりました。本人はいじめを我慢し、父親の機嫌が良ければ、父親から母親への壮絶な暴力が少しでも減るのではないかと考えていた（実際にはまったく減ることはなかったが）と語っていました。

こんな場合の呼吸法は、少し息を吸って、全部はき切るという呼吸法です。「ちょっと吸って、はいてはいてはいて、まだ吸っちゃあダメ、もっとはいてはいてはいて……」と全部はき切ってもらうと、しっかり吸えるので、そんな呼吸法をしばらく続けます。しばらくすると（結構時間がかかりますが）、徐々に普通の深呼吸が出来るようになってきます。

# 第8章　ケーススタディーから学ぶ トラウマ処理の実際：Kさんへの治療

## 8-1 Kさんが治療を受けるまで

これまでの説明とイラストや動画では分かりにくい部分があると考えるので、幼児期から両親からの激しい身体的、心理的虐待を受けて育ったKさんという男性への実際の治療を紹介します。

Kさんは叱責されたときに裸で外へ出されたことが何度もあるといいます。ずっとダメと言われ続けたそうです。また父親からの激しい暴力が繰り返されました。小学校高学年の頃から不眠があり、夜になると「お化け」が見えていたそうです。成績はふるわず、それがまた両親の叱責の種になっていたようです。高校は自宅から遠方に通ったのですが、その通学に利用していた電車に飛び込もうとしたことが何度かあるそうです。

高卒後、Kさんは専門学校に進学します。その後、家で暴れるようになり、仕事に就いても長続きせず、20代前半に自宅に放火し、そのため精神科病院に強制入院となりました。退院したあとは外へ出られなくなって自宅に蟄居《ちっきょ》し、20代後半にK病院を受診し、3ヵ月間の入院治療を受けました。診断は自閉スペクトラム症と、回避型パーソナリティ障害でした。退院後、再び蟄居生活になります。死にたい気持ちが続き、抑うつや気分変動が続いていて、自殺未遂は数回も起きたようです。車に乗って自宅に突っ込むという事件も起こしています。この間、障害者支援センターに通うようになり、その相談の中で抑うつの治療をしようと30代半ばにK病院を再び受診しました。

その後、支援センターから仕事を紹介され、一人暮らしをはじめ、障害者枠で福祉就労をするようになりました。こうして一人で暮らし、両親との関わりを絶とうとしてきたのですが、今度は両親からのさまざまな働きかけが続くようになったようです。住所を告げずに転居をした後、両親が私立探偵を雇って自分の居所を探させているのではないかとKさんは言います（これは後に、事実だったことが分かりました）。

こうしたこともあって、仕事は継続せず、数年おきに転職する状況が続きました。長年にわたり精神科での治療を受けてきたのですが良くならず、イライラと不眠が続いていました。40代半ばで抑うつが著しくなってついに仕事が続けられなくなり、何度目かの入院になりました。

この入院の時には、人と関わりたくないし、人にも関わってほしくない、全てが苦痛、生きていることが苦痛、福祉の人たちも含め人は全て信用できないと述べていました。主治医はトラウマの存在には気付いていたと言います。しかしトラウマに対しどう対応したらいいのか分からなかったそうです。この時点であらためてKさんはトラウマの治療を行わなくてはならないと考え、筆者に治療を依頼しました。

## 8-2　Kさんへのトラウマ治療

3月、こうしてKさんは筆者の外来を受診しました。

Kさんに筆者は、TSプロトコールによる治療を提案しました。Kさんはどんな治療をするのか半信半疑の様子でした。たまたま実施した、初回時に評価を行った出来事インパクト尺度（IES-R）が78点（重度のフラッシュバック陽性）、ベックのうつ病評価尺度（BDI-Ⅱ）が45点（重度のうつ病陽性）と大変な高得点でした。この初診時の服薬はセルトラリン50mg、バルプロ酸ナトリウム400mg、フルニトラゼパム1mgの処方がなされていました。もっとも、しっかりと服薬はできていなかったようです。服薬をTS処方（桂枝加《けいしか》竜骨牡蠣湯《りゅうこつぼれいとう》2包と十全大補湯2包、炭酸リチウム2mgとアリピプラゾール0・2mg、ラメルテオン0・8mg）に変更しました。

2週間後、服薬ができていることが確認できたので、パルサーを用いた4セットによる治療を開始しました。

トラウマ処理1回目、パルサーによる4セットだけではからだの違和感が取れず、胸から首の辺りの不快感が強く残るため、鎖骨、首、頭の部位の手動による処理を追加しました。この時点でKさんはこんな簡単なもので良くなるんですか、と半信半疑でした。

トラウマ処理2回目、パルサーによる4セットと初回と同じ部位に手動での左右交互刺激を行いました。Kさんは前回の後から、フラッシュバックが噴き出してきて収拾がつかなくなっていると訴えました。筆者はなるべく昔の記憶が浮かんだときに、それを追わないでほしいとお願いをしました。Kさんは「辛いです。何ですかこの治療は」と、今度は治療を続けられるだろうかという訴えがありました。

トラウマ処理3回目、フラッシュバックはさらに強くなり、再び大変に辛いですと訴えがありました。続けて昔から繰り返し見ていた悪夢があり、それがひどくなっていると報告されました。その夢とは悪魔に自分が乗っ取られる、あるいは悪魔に自分が食われるという夢だそうです。今回も胸から首の辺りの不快感は強く、鎖骨、首、頭に手動処理を追加しました。この回には、自分で行う手動処理を一緒にやり、ご自分でもやってみてほしいと伝えました。

トラウマ処理4回目、親への怒りがこみ上げてきているという訴えがありました。また悪魔の夢が続いていると。今回も4セットによる治療を行いました。

トラウマ処理5回目、悪魔の夢が続いているというので、部分人格の存在の可能性を考え、自我状態療法を行いました。自我状態療法の詳細は、第9章で詳しく説明します。部分人格を呼び出しましたが、気配だけで誰も現れませんでした。

　筆者は、部分人格には聞こえているからと、部分人格の「悪魔さん」との平和共存の提案を伝えました。そのうえで、4セットパルサーを実施しました。今回も胸から首の辺りの不快感は強く、鎖骨、首、頭に手動処理を追加しました。

「ひょっとして悪魔さんは、本当は守り手であったかもしれない」と治療者が述べたのに対し、Kさんは非常に困惑していましたが、フラッシュバックはと治療者が尋ねると、Kさんは「あ、言われてみればすごく軽くなっています」と驚いたように報告されました。

　X年5月、トラウマ治療6回目、前回の治療の後、夢がすっかり変わったと報告されました。怖い夢が減ったと言います。このように夢が変化してくると、悪魔と呼んでいた部分人格が、実は自分を守ってくれていた存在かもしれないと振り返るようになりました。

　4セットを実施した後、フラッシュバックがさらに軽くなって、日常生活はすごく楽になったと報告されたので、1クールを終了しました。この時点でIES‐R 50点、BDI‐Ⅱ 32点で、初回より改善したものの、まだ高い点数でした。Kさんは、「これからやっていけるかどうか不安ですが、親からすごく距離が取れた感じがします。長年のフラッシュバックもすごく軽くなりました」と述べて深々と頭を下げられました。

6月、Kさんは仕事を探していました。すると6月末、父親がKさんの新しい住居を探し出し、玄関のドアを叩きながら大声でKさんの名前を呼ぶという事件が起きました。Kさんは鍵を掛けて応じず、またその後、自ら警察に連絡し、警察に保護をしてもらいました。しかしこの事件でこれまでの治療の成果は飛んでしまい、Kさんは怯えて震え、生活もままならない状態になってしまいました。

しかしその後、緊急避難ができる場所を探し、友人が許諾したので、父親が訪れそうな時には、Kさんは友人のところに避難するようになりました。外来では、父親に襲われ刺されるという夢を繰り返し見ていると報告されました。治療者はパルサーを用いた簡易型トラウマ処理を続け、Kさんを励まし続けました。

9月、Kさんはボランティアの仕事を探し出し、時折そこで働くようになりました。すると10月には夢の中で、警察官や悪魔が、自分を襲ってくる父親から自分を助けてくれるという夢を見たと報告されました。11月、介護の仕事が見つかり、そこで働き始めました。当初は6ヵ月間の試用期間とのことでした。仕事を開始したので、Kさんの外来は月に1回になりました。

X＋1年1月、外来ではパルサーを用いた簡易型トラウマ処理を継続して続けました。Kさんは仕事が厳しく大変だが、頑張っていると明るい顔で述べるようになりました。3

月になって念願の転居をしました。5月、仕事に疲れていて、服薬を忘れてすぐに眠ってしまうと報告がありました。6月、正社員として雇用されるようになり、給料で、キャンプに出かけ楽しかったというエピソードが報告されました。

7月、Kさんの方から、フラッシュバックはすでにまったく起きなくなっている。また毎日手動処理を継続しているので、トラウマ処理を終わりたいと申し出があり、トラウマ治療は終結にしました。Kさんは「過去のことにとらわれていても意味ないです。未来のことを考えるようになりました」と笑顔で述べました。この時点でのIES-R 4点BDI-II 7点とすっかり正常の値になっていました。

こうしてKさんは子ども虐待に起因する重症のトラウマを克服したのです。十数年にわたる治療によって改善が得られなかった状況は、1年余りの治療で（1回の治療の時間は全部10分間程度です）すっかり良くなったのです。Kさんは今、もう少し給料の良いところに勤めたいと、新しい仕事へのチャレンジを始めています。

# 第9章　ＴＳ自我状態療法
# 多重人格の病理との対話

これまでにも、複雑性ＰＴＳＤの方が多重人格を持つことがあることを述べてきました。困るのは別人格の方がクライアントの意思に反して自殺を繰り返したり、クライアントの記憶がないところで大暴れをしていたりと、問題行動をおこしてしまう場合があることです。子どもといえどもこころの中に「暴れる子」を抱えている子が少なからずいます。つまり、こころの中の別人格の方々への治療を行う必要があるのです。

## 9－1　多重人格生成の病理

強調しておきたいのは、状況に応じて自分のなかにいくつかの人格のパーツが存在すること自体は、健常人においてまったく普通だということです。私たち自身も、仕事中のときと家庭でくつろいでいるときでは顔が変わるでしょう。しかし、それぞれの自分の異なったあり方が相互に記憶でつながっていれば、問題は生じてきません。しかし子ども虐待によって起きてくる体験の切り離しは、解離の障壁が厚く、それぞれの人格相互のコミュニケーションができません。

多重人格は、一人の人間のなかに複数の部分人格が存在するという病理です。

多重人格の生成は次のように説明されています。自己意識が出来上がる過程には、他の人の存在が必要不可欠です。乳幼児期の発達過程で、安定した他の人、とりわけ父親や母親との愛着の形成をとおして自分自身のイメージが形成されてきます。もしここでこの親しい他の人が七色に変化すれば、それに対応した七色の自分が現れてくることになります。

子ども虐待のように、あるときは殴られ、あるときは抱きしめられるというような状態が続くとなると、自分自身の核となるものが非常に不安定とならざるを得ません。さらに幼少期に、不安に駆られたときに安心を与えてくれる親しい他の人がいないとなると、自分で自分に安心をつくるこころの働き、つまり自律的な情動コントロール機能が弱くなってしまいます。言い換えればレジリエンス（resilience）機能の不全が生じてきます。レジリエンスとは、何かの衝撃でシステムが破壊されたとき、もとの状態に復元する能力（回復力）を指し、トラウマ体験への抵抗力をあらわします。

その結果、ちょっとした大変な出来事も抱えきれず解離反応が起きるようになって、不安定な自分があらわれたり、さらにはスイッチングと呼ばれる人格交代が起きたりといった自我の分裂につながっていきます。特に子ども虐待のような、反復性のトラウマという自分のなかに統合できない辛い体験については、解離による防衛が働きやすく、辛い体験の記憶を意識から切り離してしまいます。その切り離された記憶が核になって、別の人格が育ち始めるのです。

図表9－1に多重人格が生じる病理を表します。一般的な人の場合は、養育者との愛着が防波堤になって、トラウマが自我の核に届くのを防いでいます（図の左側、レジリエンス機能が働いています）。しかし長期反復性のトラウマに曝された時、愛着の形成が不全なために、トラウマが自我の核に届いてしまいます（図の右側）。そうして抱えきれないトラウマが解離によって記憶から弾き飛ばされた時に、自我の一部が、そのトラウマの記憶ごと排出され、それが核になって別の部分人格がそだち始めるのです。

もうひとつ強調をしておきたいことがあります。長期反復性の重症なトラウマ体験を持つ人たちの中に、普通考えられているよりもずっと多くの頻度で、多重人格を持つ人たちがいるという事実です。先に述べた理論は、後からの理屈づけに過ぎません。ともかく複数の人格が生まれてしまうのです。

自我状態（ego state）という用語についても説明が必要でしょう。人間の行動には一定のパターンがあると考えられています。環境に適応するための行動パターンとその元の経験とが連結したものが自我状態と呼ばれています。自我状態療法の創始者のワトキンス夫妻（1997）は、適応的な自我状態には境界線に透過性（記憶のつながり）があるが、トラウマによって作られた自我状態の場合は境界が硬く、透過性がないことを指摘しました。

通常の自我状態と、トラウマ起源の自我状態とが、自由に相互コミュニケーションがで

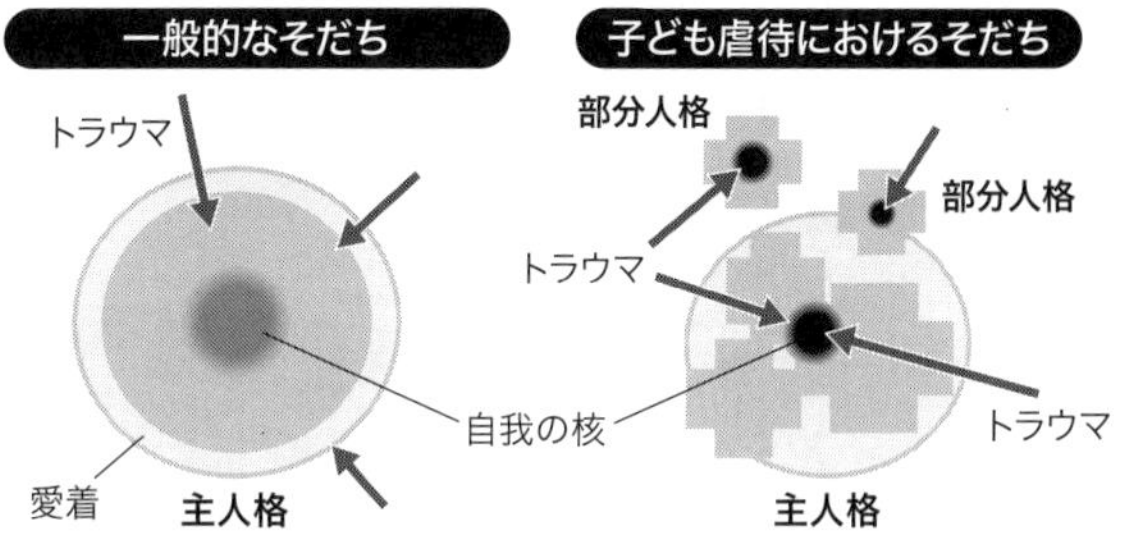


**図表9-1　多重人格生成の病理**

きない場合が、透過性のない状態と呼ばれています。

ワトキンス夫妻は次のように述べています。強いトラウマに個人が対処できない時、解離によってその記憶が切り離され、切り離された記憶がその記憶を抱えたまま部分人格（パーツ）として脳の中に保持され、他の記憶から切り離されることによって多重人格が生じる。つまり自我状態とは、ほぼ部分人格と同じ概念と考えて良いのではないかと思います。

正式な病名で言えば、解離性同一性障害のクライアントにおいて、主人格や部分人格をどう表現すればいいのか、筆者はこれまで大変に迷ってきました。主人格と部分人格でいいのかもしれませんが、それだけに留まらないことがよくあって、最近筆者は、主人格を表者《ひょうしゃ》、部分人格を裏者《りしゃ》と表しています。解離性同一性障害の本人に外来で説明するときには、主人格を表のあなた、部分人格を裏の方々、もしくは内の方々と呼ぶことが多いからです。

## 9-2　従来の自我状態療法

自我状態療法はワトキンス夫妻が自我状態モデルを、臨床催眠のなかに取り入れて治療を開始したのがはじまりです。催眠下で解離障壁が溶け、裏者に出会うことができます。しかしながら、それだけでは治療になりません。裏者たちの抱えるトラウマを治療するとか、表者に対して抱いている不満を伝えるなどして表者と裏者のコミュニケーションを円滑に進めるなどの治療を実施して、はじめて治療が成立する訳です。

自我状態療法は、その後、ＥＭＤＲ（眼球運動による脱感作と再処理法）を組み合わせた技法が開発されるようになり、多重人格の安全な治療が可能になりました。

自我状態療法の目的は、自我状態どうしのそれぞれの違いを認め、たがいにプラスになるように働くことと、できれば協働ができるように、裏者どうし、表者と裏者とが、互いを尊重しながら各々の記憶をつなぐことです。専門的な言い方で言い換えると、複数の自我状態で構成される内的システムが良好に機能できることが治療の目的になります。

そこで、従来の自我状態療法の基本的な流れは、

①自我状態にアクセスする。
②自己と内的システムについて理解する。
③自我状態間で話し合いや交渉を行う。
④それぞれの欲求を満たす。
⑤自我状態間に平和をもたらす。
⑥トラウマ処理を実施する。

という一連の治療になります。

従来の自我状態療法の、具体的な手技を説明したいと思います。

最初にクライアントに安全感のある場所を挙げてもらいます。これは実際の場所でもいいし、架空の場所でも構いません。例えば自分の家の居間でもいいし、映画の1シーンでもいいわけです。もし安全感のある場所を思い浮かべることができなければ、自分のからだの中の安全感がある場所を特定してもらうようにします。

その安全感のある場所に、イメージで芝生の公園とその上の小さな家を思い浮かべてもらいます。ついで、そのイメージの家の中に入ります。そして家の中で、地下室に通じる階段を探します。地下室への階段が見つかったら、ゆっくりゆっくりとその階段を下りて行き、地下室の扉に辿り着きます。地下室の扉を開けて、地下室の中を覗き、次いで地下室の中に入ります。そこに裏者（自我状態＝部分人格）たちがいます。

そこで会うことができた裏者たちと、知り合いになります。そのうえで、裏者と交渉をしたりして、トラウマ処理を行うわけです。

それが終わったら、お礼を言って地下室を後にし、階段を上り戻ってきます。一般に1階に戻ったら終了です。

さてこのスタンダードなやり方が、催眠を使っていることに注目をしてください。特に、地下室の階段を一歩一歩ゆっくりと下りて行く過程で、少しずつ深い催眠に誘導をしていくのです。

## 9-3　従来の自我状態療法の問題点

筆者もこのようなスタンダードなやり方を行っていたのですが、次に述べる簡易版の自我状態療法、TS自我状態療法を主に用いるようになっていきました。その理由は、スタンダードな方法を用いると、地下室に行って帰ってくるのに時間がかかりすぎるのです。

裏者に会う場所をきちんと設定することが非常に重要であることはよくわかります。先に述べたように、地下室に下りるというイメージ操作を通して、徐々に深い催眠に誘導し、その催眠下で自我状態に会うというのがワトキンス夫妻の作り上げた自我状態療法の技法でした。

ところが、実際にやってみると、まず地下室への階段が見つかりません。見つかっても中は真っ暗で怖いと行くのを拒絶したりします。そこで、灯りのスイッチをあれこれ探すことになり、見つからないときは、懐中電灯を出しなさいと指示したりします。下り始めたら今度は、途中から階段が上がっていってまた1階になったとか、色々あるわけです。ようやく地下室の扉まで下りてもらったら、今度は扉が3つあると言います。このときには、前に立ってみて一番ドキドキしない扉を開けてもらいます。扉を開けようとしてみたら今度は扉が開きません。押したり引いたりして、場合によっては1階まで戻って鍵を取ってきたり。やっと地下室に入ってみたら、そこは地下室ではなくて海に通じていたとか、外界に通じていたとか。さらに、地下室で裏者と出会って治療をした後に帰ろうとしたら、今度は1階に通じる階段が消えていた……などなど。

治療を繰り返す中で、気付いたことがありました。それは、多重人格を作るぐらいに重症の解離がある場合は、このような時間と手間をかけた催眠誘導を行わなくとも、裏者たちに会うことができるということです。どうするのかというと、イメージの家の中に入るところまでは同じで、家の中に入ったら「みんな出てきて」と呼びかけるわけです。

こんな簡易型を実施する中でさらに気付いたことがありました。

深催眠に誘導するとなると、臨床催眠に精通している治療者でない限り危険を伴うので初学者には取り組みにくくなってきます。さらに時間をかけて下りて行く裏者との交渉の場を作ってしまうと、治療という場以外で裏者にアクセスすることが逆に難しくなる可能性があります。そうすると、治療者としても、表者、裏者の統合を目指しがちになるのではないでしょうか。

表者裏者の統合は必要ありません。むしろ無理な統合は避けるべきと考えます。なぜなら解離能力を磨き上げ、その力を用いて何とか生きのびてきたクライアントに対し、解離を取り上げてしまったら、治療効果以上のもっと怖いことが起きる可能性があるからです。治療目標をコミュニケーションが可能になることに置き、表者、裏者たちがそれぞれ平和共存で、わいわいがやがやと話し合いをしながら、その場面が得意な人にお願いをして対応をしてもらえるようになることを目指します。すると日常的に表者、裏者たちが出会えることが最も重要なことになってきます。つまり地下に行かないほうがよいのです。とはいえ、地下まで行かざるを得ない状況もしばしばあり、それについては後述します。

## 9-4　TS自我状態療法の概要

筆者はかくして自我状態療法についても、簡易版を作り上げることになりました。すぐに簡易版が思い浮かぶのは問題ですが、何より短時間でできます。短時間で実施することが目的ではありませんが、短時間で行うほど安全性は向上します。

その簡易版を行ううえで組み合わせやすいトラウマ処理が、TS処理です。それ抜きでこの簡易版を用いることは不可能と考えられるので、この自我状態療法もTS自我状態療法と名付け、TSプロトコールの中に組み込みました。

TS自我状態療法の流れを説明します。

①クライアントの心臓の部位に、緑の芝生の公園とイメージの家を作ってもらう。

従来の自我状態療法では、安全感があるイメージの場所を想定し、なければからだのもっとも安全感を感じる場所の上に緑の芝生の公園を作り、家をイメージすることになっています。

ところが、実際に治療を行ってみるとすぐに気付くのですが、複雑性PTSDの方々は安全感のある場所をまったくイメージできません。当然、からだにも安全感のある場所などありません。

「お腹はどうですか？」↓「蹴られて流産した記憶があります……」

「背中は？」↓「刃物で切られてできた傷の跡があります……」

「足は？」↓「バットで殴られ骨折しました……」

「手は？」↓「ひねり上げられ、まだ関節が十分に動かない所があって……」

こんな状態でまさに満身創痍《そうい》なのです。

従来の自我状態療法を繰り返す過程で、筆者は、安全感のある場所を探す作業自体が「時間の無駄」と思い切るようになり、心臓に固定しました。理由は、心臓は生きている限りは動き続けてくれている訳で、実際にそういう意味ではクライアントを裏切らないからです。

②家の中に入り、裏者に集まってもらう。

家の扉を開けるとそこに小さな部屋があります。筆者は明るいか、暗いか聞くようにしています。ここはクライアントのこころの部屋で、安全な場所であることを宣言します。そこにいろいろな好きなものを持ち込んでもらいます。お菓子であったり、カラオケセッ

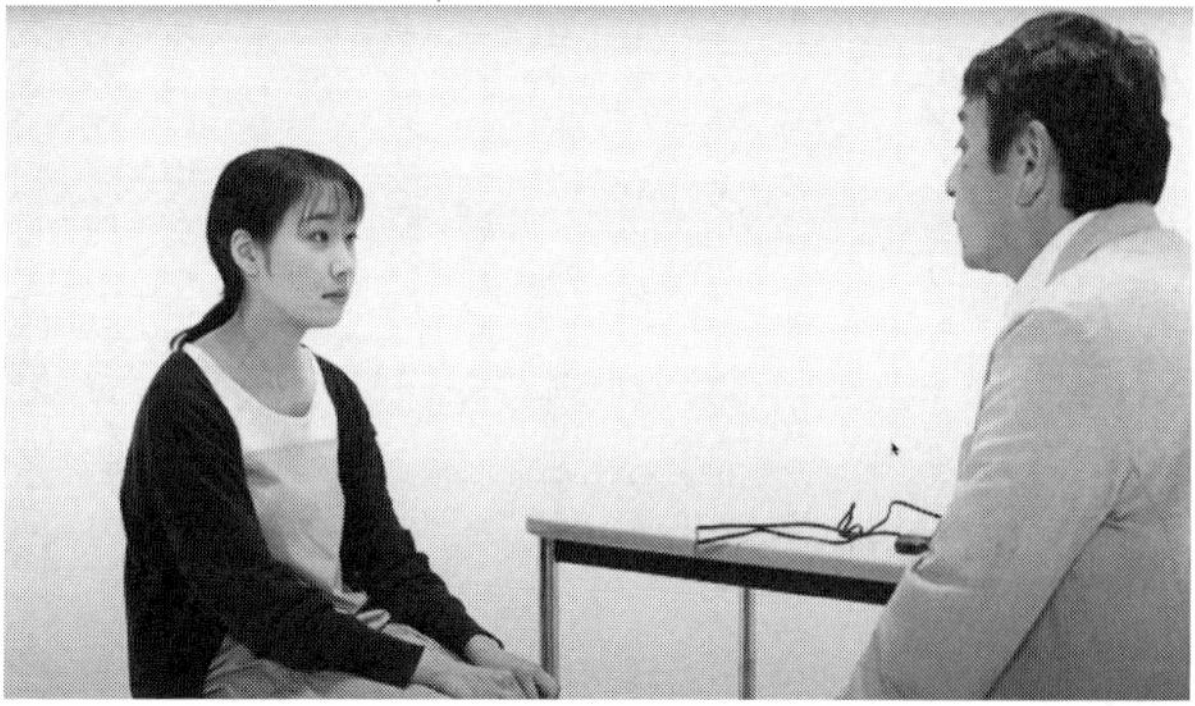

動画
https://youtu.be/Y1Js_W1tU-o

**図表9-2　TS自我状態療法の様子（臨床心理士のモデルを使って撮影）**

トであったり、お酒であったり。そしてその部屋の中で「みんな集まれ！」と呼びかけ、裏者に集まってもらいます。もちろんここで全員が出てこない場合もしばしばあります。例えば、部屋の奥に鍵のかかった場所があって、そこに隠れている裏者がいたとしても、それはそれでよいとします。

ところで、こうしたイメージの家の中にすら入ることができない人が時々います。これは必ずや家の中で怖い思いをした（普通、誰にも打ち明けたことがなかった深刻な性被害を家の中で受けた）人たちです。この場合には、「お稲荷さま版」の自我状態療法に切り替えます。こちらは後で詳しく述べます。

③裏者たちを確認する。
それぞれの裏者たちの年齢と性別、名前を確認します。名前が分からない場合にはこちらから提案することもよくあります。特に一番幼い子の場合には、表者が小さい頃呼ばれていた名前で呼んでもいいか尋ねると、大体OKしてくれます。

④心理教育を行う。
集まった裏者全員への心理教育を行います。表者を通して、みんな大事な仲間であることを告げ、辛い記憶を抱えてそれぞれの裏者が生まれたことを説明します。どの裏者も、生まれる必要があったからこそ生まれたのです。みんな平和共存、いらない裏者など一人もいないし、消える必要もないことを説明します。この「平和共存、みんな大切な仲間」というメッセージが一番大事なキーワードになっていきます。

⑤裏者とのコミュニケーションは表者を通して行う。
裏者とのコミュニケーションは、必ず表者を通して行い、裏者を前面に出させないという原則を筆者は貫いています。表者を通して、「(裏者の)○○さんに聞いてください」「○○さんは何と言っていますか?」という具合に実施していくわけですが、これは次のような

理由があります。

まず表者はやはり大事な人であって、クライアントを代表していることを表者にも裏者にも理解してもらうこと。

次に、裏者を前に出すとろくなことがないこと。とりわけ結晶化していない（部分人格の在り方が確立していない）若い人の多重人格の場合、裏者の数がどんどん増える（！）ということがよく起きています。

最後に、この作業を通じて、表者に裏者とのコミュニケーションの練習をしてもらうのです。この「○○さんに聞いてみてください」とお願いをして「どうでした？」と確認すると、ちょっと驚いたような顔で「○○と答えてくれました」と返事があり、後で「お話しができるのですね。（裏者からの一方的な脅しなのではなく）初めて会話しました」といった言葉がよく聞かれます。

⑥幼い子から処理を行う。
次に大事なことは、年齢の一番低い子どもから治療を行うという原則です。

最年少のパーツから処理を行うのには理由があります。多重人格が生じる病理を思い出してください。最年少の裏者が例えば2歳だったとすると、すでに2歳という年齢において、クライアントが自分の記憶に保持できないほどの、大変に辛いトラウマ的な事象に出合ったことを示しています。そして2歳の裏者は、その辛い体験を表者に代わって、今日の年齢まで持ち続けているのです。そのことに対し、表者もまたより年長の裏者たちも、幼い裏者に感謝をしなくてはならないのです。そして当然ながら、その年齢の時点に起きたトラウマから、治療が必要になるわけです。

さて、最年少の裏者が2歳とします。筆者はまず、表者に、2歳の○○さんをしっかりハグすることをお願いします。これがまた逃げてしまうなど結構大変なのですが、ハグが出来たら、「これまで放っておいてごめんね」「これからずっと一緒だよ」と声をかけてもらい、ついで、イメージの中で膝の上に抱いてもらい、TS処理を行います。

2歳ですから、どんな処理が必要でしょうか。鎖骨下部への同側、対側の2セットで十分なのです。もちろん実際には表者が自分で鎖骨の所に当てて処理をするのですが、表者が2歳の裏者を抱っこして、その子の鎖骨に当てているイメージで行うわけです。これだけで、裏者に変化が起きてきます。

最初の回で行う裏者へのトラウマ処理はこの幼い子だけで終わりにします。

⑦最後に全員を集めて4セットを実施、平和共存の確認。

こうして、ターゲットとする裏者への治療が終わったら、「みんな集まって、一緒にやるよ」と声をかけてもらい、表者に4セットのTS処理をしてもらいます。

処理が終わったら、裏者の全員が互いに尊重し合い、記憶をつなぎ合うことを約束し、できれば、次は○○さんの治療をしますと宣言して、TS自我状態療法を終わりにします。

ここまでが1回目の治療です。

次いで2回目以後の治療について記します。

⑧一度に治療する裏者は原則1名のみとする。
一度に多くの作業をせず、少しずつ治療する原則を守っていきます。多重人格を作るほどの方は、それこそ数限りないトラウマを抱えていますが、各々のトラウマ処理は何度にも分けて行うほうがなによりも安全です。

筆者は、2回目のターゲットは暴力人格にアクセスするようにしています。裏者は過去の表者であったり、表者が過去に出会った人物であったり、場合によっては漫画のキャラクターということもありますが、加虐者は必ず取り込まれています。この加虐者をモデルとした裏者は、加虐者によく似ていて暴力的であったり、他の人に危害を及ぼしたりということが少なくありません。それ故、表者からも他の裏者たちからも嫌われていることが多いのです。しかし、マイナスだけの裏者が存在するはずがありません。よく見ていくと、この裏者は実はクライアントの守り手として働いていることが多いのです。暴力人格の裏者がクライアントを守ってきたことに対し、皆が感謝し、暴力的な裏者が他の裏者たちとの間に記憶をつなぐことができるようになれば、治療は大きく進展します。

⑨コミュニケーションがとれるようになることを治療目標にする。

裏者どうし、表者と裏者とがコミュニケーションがとれるようになれば、自我状態療法は終了して大丈夫です。先に述べたように、人格の統合は治療目標としません。全員の記憶がつながれば、皆でわいわいと相談をしながら生きていけばよく、適材適所でそれぞれの裏者に得意とすることに対処してもらえばよいわけです。

例えば仕事の際には仕事が得意なAさんに「Aさんよろしく」と表者から声をかけてもらい仕事に行きます。同じく、遊びの際には遊びが得意なBさん、家事の時には家事が得意なCさんという具合に、適材適所で対応することによって、むしろ高い能力を発揮したりします。もっとも私の経験では、もともとのんびりなまけものの表者の背後に、仕事人間の裏者がいたとしても、その裏者がバリバリ仕事を続けられるのは数ヵ月間程度が限度のようです。なんというか、いずれ表者の地が出てきます。

## 9-5　TS自我状態療法のケーススタディーI

以上説明した概要だけでは分かりにくいと思うので、事例を用いて、実際の進め方をなぞってみます。

メグさんという30代の女性です。母親からは人格の否定に近い言葉を投げつけられ、激しい体罰も受けて育ち、実に5〜6歳から希死念慮（漠然と死を願う状態）があったといいます。高校生頃に抑うつがひどくなって自殺未遂を繰り返し、精神科での治療を数年間受けました。数年前まで抗うつ薬の服用を続けていました。結婚した後、子育ての中で過去のフラッシュバックに悩まされ、死にたい気持ちが強くなり、子どもの受診をきっかけに、TSプロトコールによる治療が開始されました。

1クールのトラウマ処理が終わった所で、昔から幻聴があって、自分の中に何人かいる感じがずっとしていたという開示がありました。トラウマ処理が一段落したあと、幻聴が強くなったと言います。そこでTS自我状態療法を開始しました。

・1回目

脈拍を見て、パルサーのスピードを合わせ、パルサーをメグさんに握ってもらい、「軽く目をつぶってください。治療者が色々なことを言いますから、それがイメージできたら、ハイと言ってください」と述べて治療を開始しました。

「心臓のあたりに、緑の芝生の公園を思い描いてください」、ハイを確認し、「芝生の上に小さいお家をイメージしてください」「家の扉を開け、中に入ってください」と指示しました。

家の中に入ったことを確認したうえで質問します。

「中は明るいですか、暗いですか?」

「はい。明るいです」

「そこはメグさんのこころのお家で、安全な場所です。そこに好きなものを何でも持ち込んでください。お菓子でもカラオケセットでも、何でも結構です。『みんな、出てきて』と声をかけてください」

「みんな、出てきて」とメグさんが声をかけたのを確認して、

「何人いますか?」

「5人です」

「年齢と名前を聞いてください」

少し時間を掛けて、全員の名前と年齢を確認してもらいました。

30歳頃の女性、トシさん。小さい赤ちゃんの女の子チカちゃん。幼稚園児、アンズちゃん。小学生の女の子コスモスさん。それ以外に、影のようなぼんやりしている男性がいるといいます。そこでその人を、クロさんと命名しました。

「クロさんと呼んでもいいか聞いてください」

「よく分かりませんがダメとは言っていません」

「皆さんに言ってください。皆大事な兄弟姉妹。辛い体験をして皆生まれてきたので、一人も消えなくていいし、一緒に生きていってほしい」

メグさんが告げるのを確認したうえで、

「チカちゃんを膝に抱いてください」とお願いしました。

「ぎゅっとハグしてください」

「チカちゃんはどんな顔をしていますか」

「とても怖い顔をしています」

「ひるまないで、ぎゅっともう一度ハグしてください」

「これまで放っておいてごめんね、これからずっと一緒だよと伝えてください」

メグさんがチカちゃんに声をかけたことを確認して、「チカちゃんの鎖骨のところに、イメージでパルサーを当ててください」と、パルサーを握っている手を、メグさんの鎖骨の下に誘導し、「チカちゃんと一緒に鎖骨の下に2セット行います」と述べて、同側、対側の左右交互刺激と深呼吸を計2セット行いました。

「チカちゃんはどんな顔をしていますか」

「ニコニコしています」

「もう一度しっかりハグしてください」

「今日はこれで終わりにします。次回クロさんのトラウマ処理をします。皆を集めてください。一緒に4セットをやろうと声をかけてください」

メグさんに「皆で4セットをします」と声をかけ、メグさんに通常の腹、鎖骨下部、前頸部、こめかみの4セットの左右交互刺激と呼吸法をしました。

パルサーを回収し、1回目を終了しました。この治療の間、メグさんは泣き続けていました。

・2回目

今回はクロさんを取り上げました。最初に脈を測り、パルサーをメグさんに握ってもらい、前回と同じように、心臓の辺りに芝生の公園とその上に立つ家をイメージしてもらい、家の中に入り、「みんな出てきて」と呼びかけました。

「クロさんはいますか?」と声かけしてもらうと、クロさんは少し渋っているとのことです。しかしトシさんが協力をしてくれ、一緒にやろうと声をかけてくれました。

「クロさんに皆で伝えてください」

「これまで守ってくれてありがとう」メグさんが声をかけるのを確認して、「クロさんは何か言っていますか?」「何も言っていませんが、輪郭がはっきりしてきました」

「一緒にやってくださいとお願いをしてください」

メグさんに「一緒にやるよ、皆一緒だよ」と治療者は声をかけながら、4セットのパルサーによる簡易型トラウマ処理を行いました。

「皆、平和共存。一人も消えなくていいので、皆で協力しましょう」ともう一度声をかけてもらい、2回目を終了しました。

・3回目

TS自我状態療法を開始すると、赤ちゃんのチカちゃん、幼稚園児のアンズちゃんは早々見えなくなったといいます。トシさん、コスモスさんだけで、コスモスさんは小4ぐらいの女の子と分かりました。そこで皆一緒にやるよと声をかけてもらい、トシさんを中心に、皆で4セットパルサーによる簡易型トラウマ処理を実施しました。

・4回目

TS自我状態療法を始める前に、前回から様子がおかしい、トシさんが怒っていると言います。コスモスさんも寝てしまっていると。ほうっておいてほしいとコスモスさんは言っていると言います。

これまでと同じ方法で、TS自我状態療法を開始すると、コスモスさんのそばに新しい女の子が登場していました。何を怒っているのか確認してもらうと、記憶をつないでだいじょうぶなのかと言っていると言います。その女の子は、メグさんを表者と認められないというのです。トシさんによればこの新しい人が辛い記憶を抱えているということでした。名前を聞くとサクラさんという名前でした。ここでメグさんが思い出しました。「中学生の頃、家の中に居場所がなく、その前後から、母親から怒鳴られ叩かれているときに意識を飛ばしていました」と語りました。

そこで皆にもう一度呼びかけてもらいました。

「皆に次のように伝えてください。皆大事な兄弟姉妹、皆一人もいなくならなくていい。皆一緒に生きていってほしい」メグさんが皆に語るのを確認し、「皆さん一緒にやってください」と、形としてはメグさんへの4セットのパルサーによる簡易型トラウマ処理を実施し、この回は終わりにしました。

・5回目

TS自我状態療法を開始し、サクラさんのトラウマ処理を行いました。サクラさんは中学生の時の家出した記憶を抱えていました。サクラさんへの3セット（腹、鎖骨下部、頭）へのトラウマ処理の最中に、「あっ！」とメグさんが声を上げました。

その後、皆で一緒に4セットを実施し、TS自我状態療法を終了した後で、メグさんは、家出の最中に親戚の家に転がり込んで、その時に、いとこのお兄さんから深刻な性被害を受けたことを思い出したと語りました。実はサクラさんはその記憶を持っていたのです。またこの時にクロさんが登場したことも明らかになりました。

その後、皆とコミュニケーションが出来ていて、仲良くできているという報告を受けたので、TS自我状態療法として実施したのは、この5回だけでした。

治療開始後1年余り母子ともに安定した生活が送れるようになり、治療開始から2年後、母子ともにトラウマへの治療は終了になりました。

少しだけ解説を加えます。

大切なことは、TS自我状態療法に入る前に、TS処理でフラッシュバックが下がるという体験をクライアントが持っていることで、その経験があるからこそ、幼い裏者への処理が、鎖骨下部2セットの処理だけで、「凄く怖い顔」が「ニコニコ」に変化するのです。

裏者たちは減ったり増えたりしますが、あまり詮索しなくても、こころの働きに従っていくことが必要です。また表者と裏者、裏者相互にコミュニケーションが可能になれば、このTS自我状態療法という特異な治療は終了にして構いません。後は、「皆さん元気ですか」と確認をして、大丈夫ならTS処理を続ければよく、「最近○○さんが口をきいてくれません」とかいうことが報告されたら、その時にだけ再びTS自我状態療法を行い、呼び出したうえで和解を取り持てばいいわけです。

## 9-6 地下まで行かなくてはならない場合

これは、たとえば家の中に入っても誰もいないときです。この時は、地下室への階段を探し、地下室に下りて行きます。

幼児期から激しい虐待を受けて育ち、青年期に深刻な性被害を受けた男性のクライアントの症例です。自分の分裂感がいつもあるというのでTS自我状態療法を行ってみると、ヘビ、サル、クマ、ウサギなど、動物しか出てきませんでした。そこで、地下室まで行ってみたら、「死に神」が鎖で縛られて眠っていて、その傍らにぽつんと小さな男の子が座っていました。その後の治療で、思い切って「死に神」の鎖を外してみたら「死に神」さんは、加害者と戦ってくれたり、男の子を守ってくれたり、地下室の掃除をしたりと大活躍をしてくれたのですが、治療の詳細は省きます。

実は、このようなことが時々あるので、筆者は、自我状態療法を実施する心理士や医師などの専門家には、地下室まで行くという練習をかならず行うように勧めています。

## 9-7 お稲荷さま自我状態療法

先に述べたように、イメージの家の中に怖くて入れないという人が時々います。これも先に記したように、誰にも打ち明けたことがなかった性被害を家の中で受けたという人たちがほとんどです。こんな時に実施するのが「お稲荷さま自我状態療法」です。

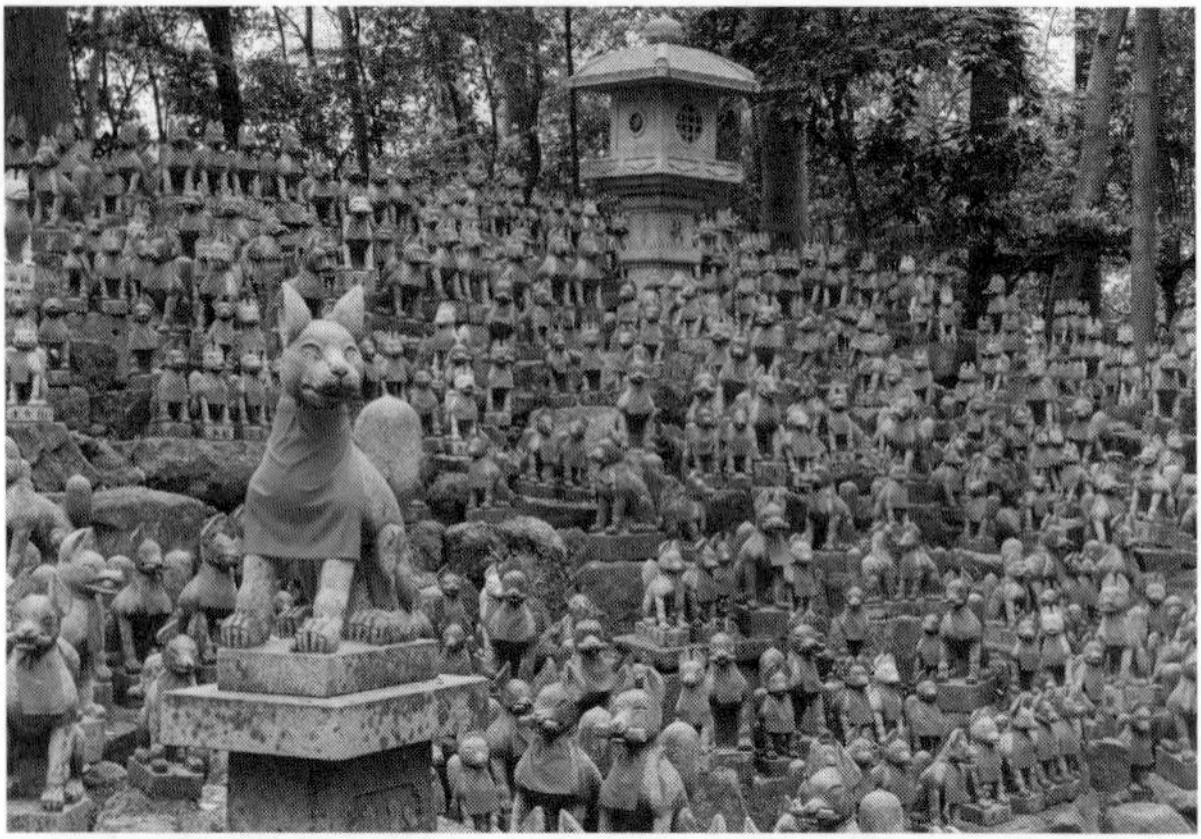

豊川稲荷（妙厳寺）霊狐塚　写真：エムオーフォトス／アフロ

家ではなく、稲荷のお社を緑の公園の上に作ります。あたりは木々に覆われていて、鳥居を建て、鳥居とお社との間に結界をはって、そこを安全な場所と定めます。その上で、「みんな出てこい」を行うわけです。

なぜ稲荷なのか。お稲荷さまは稲が生るに通じ、おそらく本来は豊穣神なのだと思います。日本は昔から母系社会で、天照大神をはじめ一番頼りになる神様は女性でした。それが応仁の乱以後の混乱や武家社会の台頭による男性優位社会になる中で、（暴力的な）男性神が神様として主流になってしまった。

一方、その代償として稲荷信仰が農村を中心に生き残っていったのではないかと考えるのです。玉藻稲荷の「九尾の狐」など、多重人格そのものではありませんか。稲荷信仰は沖縄地方のマブイにも通じるのではないかと思います。

筆者はさらに、こうした家に入れない人、まさに守られる場所がどこにもない女性に対して、守り手を送り込むというアクロバティックな治療を行ってきました。せっかく稲荷さまの結界の中に住んでいるのだから、そこに神様の白い狐に登場してもらい、いろいろなアドバイスなどを狐さまから授けてもらうようにするのです。神様の白い狐は予想以上に持ちが良く、いつも頑張ってくれてクライアントを支えてくれます。

筆者の臨床の場の比較的近くに、豊川稲荷という大社があります。そこに行くと、一千体の狐（の像）が迎えてくれ、まさに狐に守られている場所が実在しています。先に神様の狐を送り込まれ、狐をこころの中に住まわせている女性が、実際に豊川稲荷を訪れ、一挙にこれまでの不安が解消されたという実例があります。

## 9-8　自我状態療法の解離性同一性障害治療以外の活用

・リソースに会いに行く

これは解離性同一性障害以外の患者にも、あるいは治療者自身にも活用が可能な技法です。スタンダードなやり方で地下室に行き、そこで、リソースである自我状態に出会い、そこでクライアントが現在困っている問題を尋ね、リソースとしての自我状態からアドバイスをもらう訳です。こうして出会ったリソースは、うすうす気付いていて言語化ができずにいるような問題やその解決方法について、実に的確なアドバイスをしてくれるものです。

・喪の作業

これは筆者が試行的に行っている応用です。急に大切な人を失って悲嘆反応が生じている人、つまり喪の作業が必要なクライアントに対して、自我状態療法を用いて、死者に会いに行くのです。

公表許可を得ている実例を紹介します。

夫は自衛隊のレスキュー専門の隊員でしたが、夜間の救助訓練のさなかに、ヘリコプターの操縦ミスによって墜落し死去しました。自衛隊は深海からの引き上げを試みましたが、夫の遺体のみ引き上げができませんでした。幼い子どもたちがおり、その子どもたちと母親の相談を受けて治療を行いました。事故から2ヵ月が過ぎるまで、睡眠の確保など身体的なケアを行い、その後、子どもたちに対してはパルサーを用いたトラウマ処理を実施し、お母さんには自我状態療法を用いた死者との対話とそれに続くトラウマ処理を実施しました。

自我状態療法で、地下室まで行きます。地下室の中で、夫を呼び出すのです。そこで出てきた夫をしっかりとハグし、夫に対し、自分が伝えたかったことを言って夫から返事をもらいます。また夫にも、自分に言いたいことはないかを尋ねてもらいます。会話をした後に、1階に戻ってもらい、最後に4セット処理を行って終了にします。

自我状態療法は計4回にわたって行い、お母さんは夫との対話を通して、夫への感謝と別れを告げることができました。子どもたちには、TS処理を行っただけなのですが、子どもたちも、父親の死を受け入れることができました。お母さんは子育てをしっかり行い、また事故に対する責任について自衛隊側にきちんと対応をすることができました。つまり社会的機能を落とすことなく生活ができたのです。

これまでの筆者の試みでは、それぞれに良い結果が得られています。

自我状態療法を実施していく上で必要な姿勢とは、こころというものへの信頼なのではないかと思います。他のパーツから嫌われまくっている暴力的なパーツといえども主人格を助けるために生み出されており、どのパーツも大切な兄弟姉妹です。こころの働きが生み出したものに、無意味なものは一つもないことにあらためて気付きます。個々の裏者たちに、そして表者に対しても、つまりはクライアントの中の全員に、深い敬意と信頼とを持ち続けることこそ、凄惨な心的外傷体験の治療を進めていくのに必要な基盤であると実感します。

# 第10章　トラウマ治療の実用知識

## 10-1　トラウマ治療を受けたい

これまでに何度も触れてきたように、特にテアのⅡ型に属する、重いトラウマについては、治療の方法がやっと見えてきたところで、（本書で解説をしたTSプロトコールを含め）そのほぼすべてが試行錯誤の状態にあると言っても過言ではありません。そのため、わが国において、トラウマ処理という特殊な治療が可能な施設はまだまだ少ないという現状があります。本来なら、ここで治療を受けることができる人や場所のリストの掲載がなされるべきですが、実際のところ、筆者がここならできるよとお勧めする場所や人というのは著しく限られています。

筆者が知る場所としては次のものがあります。

・ＥＭＤＲ学会に公表されている治療者リスト。ＥＭＤＲ学会では、ライセンスを獲得した人のリストを学会のホームページ（https://www.emdr.jp）に掲載しています。ただし、ここに掲載された全ての治療者が、実際の臨床で複雑性ＰＴＳＤの治療が可能かというとそうではありません。個別に尋ねてみられることをお勧めします。

・岩手医科大学附属病院児童精神科。ここは八木淳子先生という、児童思春期青年期を専門にする児童青年精神科医がチーフになって、子どものトラウマを中心に治療を行っています。認知行動療法が中心です。

・カウンセリングオフィスVISION。ここは新潟市で杉本篤言先生、名和淳先生が中心に創設されたトラウマ治療に特化した画期的な治療センターです。EMDRをはじめ、さまざまなトラウマ処理が可能で、TSプロトコールの治療もできます。

・国立精神・神経医療研究センター。ここには金吉晴先生という、わが国トップのトラウマ治療の専門家がいて治療の研究と実践をしています。認知行動療法による治療が中心です。

・兵庫県立 ひょうご こころの医療センター。ここは日本を代表するトラウマ治療センターです。認知行動療法による暴露法での治療が中心です。これまでは発達障害があると治療を断られるなど、治療可能な幅が狭いことが問題でした。ここも個別に治療を受けられるか、尋ねてみるとよいと思います。

・ニキハーティーホスピタル。熊本市にある私立精神科病院ですが、院長の仁木啓介先生は、日本を代表するトラウマ治療者の一人で、主としてEMDRと自我状態療法を含む、臨床催眠を用いて治療をされています。TSプロトコールも受けることが出来ます。

・久留米大学医学部神経精神医学講座。ここには大江美佐里先生という日本を代表するトラウマ治療の専門家がいて、その影響で若い先生方もトラウマ治療ができるように育っています。認知行動療法による治療が中心です。
・福井大学医学部附属病院子どものこころ診療部。福井大学には子どものこころの発達研究センターがあり、勤務する森本武志先生というトラウマ治療の専門家がいて若手の指導をしてきました。また筆者も非常勤で若手の指導を行っています。その影響もあって、若い先生方も複雑性PTSDの治療ができるようになっています。EMDRやTSプロトコールによる治療が中心です。

それ以外にも最近はトラウマの治療をしていますという標榜を掲げたクリニックがたくさんあります。前述したリストに東京・大阪・京都・名古屋という大都会の施設を挙げませんでしたが、大都会には数多くの専門家が揃っていて、逆に全部を網羅できません。クリニックの評価などを確認しながら受診されることをお勧めします。

またトラウマ処理の諸技法のリストに挙げた、特にボトムアップ方式の処理技法は、それぞれインターネット上にホームページを持っています。そこから辿ることで、治療者を見つけることも可能です。

心理治療クリニックは自費での治療が多いのですが（1回1万円前後か）、医療機関はほぼ全て保険診療が可能です。また精神科医療においては、自立支援制度など、医療費の福祉的な援助の制度も用いることができます。

## 10-2 トラウマ治療のセルフケア

トラウマ処理は、フラッシュバックを対象にした心理療法で、本来は専門家による治療が必要不可欠であることはいうまでもありません。しかしその頻度の多さ、症状の多様さ、何よりもこの領域の治療をした経験がある専門家の少なさのために、未治療の方が溢れています。そこでやむを得ずセルフケアを行わざるを得ないという状況に多くの人々が置かれています。

さらに問題は、深いトラウマを抱える人々が不可避的に抱える対人不信です。筆者の治療の経験においても、治療が回り始めるまでの何度かが非常にデリケートで、そこで最低限の信頼を得ることができないと、治療そのものが成立をせず、その一方で、治療の成果が出ていても、どちらかというと些末な問題で、あっさりと治療の継続を自ら切って転医していく人たちも少なからず認められます。これまでにも書きましたが、ともかくドタキャンとドタカムの連続になるのです。

ただし、治療というものの本質を考えたときに、専門家によって初めて成立する専門性が高い治療から、徐々に誰でも可能なセルフケアの道へと進んでいくことは、正しい方向です。後者のほうがなによりも安全な方法を取ることになりますし、また日常生活に密着した手技になることも必然です。つまり治療より予防的な対応に近づくことにもなっていきます。高血圧の治療が、瀉血《しゃけつ》から、降圧剤の服用、さらには食事、運動療法に向かうことは医学の進歩です。さらにこの過程は、高血圧の健康へのリスクに関する啓発と、また健康器具としての血圧計が一般の人に行き渡ることが前提として含まれています。

しかし重症度が高い場合にはセルフケアの危険がやはり大きくお勧めできません。フラッシュバックの蓋が開いてしまうことの最大の危険性は死にたくなることです。「患者の自殺を防ぐというところに精神科受診を続ける最大の意味があり、どんなに下手な精神科医であってもクライアントは主治医にきちんとかかっているほうが良い」とは、『その後の不自由』(上岡ら、2010) を書かれた上岡陽江氏の言葉です。

セルフケアをしてみたいという方は次の項目をチェックしてください。

・現在の適応状態はどうか。仕事にはついていて、最低限の自立ができているか。
・現在、安全な生活が送れているか。
・友人がいるか。人を信頼できるか。いざというときに頼れる人がいるか。

・現在の健康状態はどうか。睡眠状況、寝る時間、起きる時間が決まっているか。食事をちゃんと取っているか。
・健忘がないか。昨夜の食事の内容を思い出せるか。「お化け」の声が聞こえたり、姿が見えたりしていないか。
・依存しているものはないか。アルコール、タバコ、カフェイン、薬物、セックスなど。

もしこれらの項目で問題がたくさんあるのなら、やはりトラウマ処理のセルフケアはやらないほうがいいと判断されます。またいくつかの項目だけがチェックされるのであれば、できることなら、いくらかなりともその項目の修正を行った後に実施することをお勧めします。

## 10-3　セルフケアを実施するときの注意事項

セルフケアを実施するときの注意事項はいくつもあります。

・セルフケアを一人でやらない

これは事故が起きるのを防ぐためです。信頼できる人が一緒にいる場所で行うのがよいと思います。ちなみに、この信頼できる人が幼い子どもというのはやめてください。

・セルフケアを深夜にやらない
深夜は色々なことがおきてきます。理想は午前中です。次に良いのは昼食後です。何度か実施してみて、安全に出来ているのであれば、そこで初めて寝る前に行ってもいいと考えますが、その場合でも、深夜の0時を超えてはなりません。トラウマ処理はシンデレラと同じです。

・解除反応が起きたときの用意をしてから始める
冷たい氷水を用意する、レスキューレメディー（ストレスやショック、緊張を感じるときに役立つ緊急用の花や草木の抽出液）を用意するなど、ぼうっとなってこれはやばいと感じたら、氷水を飲んでリセットを図る、あるいはレスキューレメディーを鼻の下に塗ってリセットを図るなどの対応の準備を先にしておいてください。

セルフケアで一番安全なのは、なんと言ってもTS手動処理です。手動処理をまず実施してみてください。パルサーによる左右交互刺激も安全な治療法ですが、性的虐待などでは解除反応が起きることもあります。困ったことに、性的虐待の事実を健忘してしまっている人もたくさんいます。

・可能であれば漢方薬の処方をしてもらう

安全という視点で考えたときに、漢方薬の服用があった方がより安全です。最近は漢方薬を処方している内科も多いので、受診して希望すれば漢方薬の処方をしてくれることもあります。

## 10-4 セルフケアを実施していくあいだの注意事項

頻度としてはもちろん毎日やってもいいのですが、1週間ぐらい空けて実施をするのがよいと思います。その間に、簡易型トラウマ処理で生じたフラッシュバックがすこし治まるからです。

たとえ手動処理であっても、フラッシュバックが著しく増えてきます。それを意識的に追わないようにしなくてはなりません。そうしないと、どんどん悪化してしまいます。だいたい3回目ぐらいが一番辛いときになってきます。ここを超えれば、一挙に楽になってきます。

そこそこにフラッシュバックが軽減したら、それ以上治療を追求しないことをお勧めします。トラウマが完全に消えることなど、たとえ専門家を受診していても無理です。

何より大事なのは、トラウマ処理を実施している間は、規則正しい健康な生活を守ってほしいということです。

またその間に、大量のアルコールなどを取らないでください。セルフケアで一番危ないのが、この当たり前の原則がおろそかになってしまいやすいという事実なのです。やっているうちに、時間感覚が分からなくなったり、仕事に行けなくなったりしたら、セルフケアは止めてください。

死にたい気持ちがすごく強くなるときも直ちに止めてください。

トラウマ処理で一時的にフラッシュバックが強くなるのは、行った当日と、次の日ぐらいです。3日目を超えても強い悪夢などが生じる場合には、1週間以上の間を空けた方が安全であると考えます。

## 10-5 TSプロトコールをもっと学びたい

筆者は主として専門家向けに、二つのテキストを書いています。
『テキストブック TSプロトコール』（日本評論社、2021）
『TSプロトコールの臨床』（日本評論社、2023）
関心のある方はどうぞお読みください。

若い臨床家の方には是非外来に来ている子どもや親のために、勇気をもって新たな臨床にチャレンジしていただければと願います。

筆者は現行のやり方が最善とは考えていません。どんどんリファインされていくことこそ重要であると考えています。本書によって、トラウマの連鎖を少しでも減らすことができれば、これほど嬉しいことはありません。

謝辞：講談社学芸第一出版部の髙月順一氏ならびに企画部の坂本瑛子氏に感謝。お二人の懇切丁寧なアドバイスによって本書を書くことができました。また、TSプロトコールを説明する素敵なイラストを描いてくれたあまこさんに心から御礼申し上げます。

若山和樹、篠崎志美、杉山登志郎、山田智子（2023）:『自閉スペクトラム症にみられる解離性同一性障害の病理と治療』（小児の精神と神経）63（2),129-137.

Teicher M H., Samson J.A., Anderson C.M. et al.,（2016）: The effects of childhood maltreatment on brain structure, function and connectivity. Nature Reviews Neuroscience, 17, 652–666.
Terr, L. C.（1991）: Childhood traumas: an outline and overview. American Journal of Psychiatry,148(1):10-20.
Tomoda A, Nishitani S, Takiguchi S et al.,（2024）: The neurobiological effects of childhood maltreatment on brain structure, function, and attachment. Eur Arch Psychiatry Clin Neurosci. doi: 10.1007/s00406-024-01779-y.
Van der Kolk B（2014）: The body keeps the score: Brain, Mind, and Body in the Healing of Trauma. Penguin Books, London.（柴田裕之訳(2016)：『身体はトラウマを記録する』〈紀伊國屋書店〉）
Van der Kolk B（2005）: Developmental Trauma Disorder. Psychiatric Annals, 35(5), 401-408.
Wakusawa K, Sugiyama T, Hotta H., et al.（2023）: Triadic Therapy Based on Somatic Eye Movement Desensitization and Reprocessing for Complex Posttraumatic Stress Disorder: A Pilot Randomized Controlled Study. Journal of EMDR Practice and Research,17（3）, 159-170.
Watkins J G, Watkins H H（1997）: Ego States : Theory and Therapy. W W Norton & Colnc Inc, New York
Weber M（1904）: Die "Objektivität" sozialwissenschaftlicher und sozialpolitischer Erkenntnis. Archiv für Sozialwissenschaft und Sozialpolitik, 19（1）, 22-87.
Whitaker R.（2010）: Anatomy of an Epidemic Magic Bullets, Psychiatric Drugs and the Astonishing Rise of Mental Illness in America. Crown Publishers, New York.（小野善郎監訳、門脇陽子、森田由美訳(2012)：『心の病の「流行」と精神科治療薬の真実』〈福村出版〉）
Zinkstok JR. Boot E, Bassett AS et al（2019）: Neurobiological perspective of 22q11.2 deletion syndrome, Lancet Psychiatry, 6(11), 951-960.

上岡陽江、大嶋栄子（2010）：『その後の不自由―「嵐」のあとを生きる人たち』（医学書院）
木戸正雄、武藤厚子、光澤弘（2013）：『脈診習得法（MAM）―だれでも脈診ができるようになる―』(医歯薬出版)
黒木俊秀(2020):『自閉スペクトラム症とアタッチメントの発達精神病理学』内海健、清水光恵、鈴木國文編：『発達障害の精神病理Ⅱ』（星和書店）
古茶大樹(2019):『臨床精神病理学　精神医学における疾患と診断』（日本評論社）
櫻井芳雄（2023）：『まちがえる脳』(岩波新書)
杉山登志郎(2016):『子と親の臨床　そだちの臨床２』（日本評論社）
杉山登志郎(2019a)：『発達性トラウマ障害と複雑性 PTSD の治療』（誠信書房）
杉山登志郎編(2019b)：『発達性トラウマ障害のすべて(こころの科学増刊)』（日本評論社）
杉山登志郎(2021)：『テキストブック TS プロトコール』（日本評論社）
杉山登志郎編(2023):『TS プロトコールの臨床』（日本評論社）
友田明美（2017)：『子どもの脳を傷つける親たち』(NHK 出版)
花丘ちぐさ(2020):『その生きづらさ、発達性トラウマ？　ポリヴェーガル理論で考える解放のヒント』(春秋社)
村上伸治（2023）：『総合病院精神科一般外来におけるトラウマケア』（第 64 回日本児童青年精神医学会総会、シンポジウム７）
森川綾女(2017):『たたくだけ！心と体の不調がすっきり つぼトントン』（日本文芸社）

# 参考文献

Baek J, Lee S, Cho T,et al., (2019): Neural circuits underlying a psychotherapeutic regimen for fear disorders. Nature, 566(7744):339-343.

Costa P.T, McCrae R.R. (1992): Normal Personality Assessment in Clinical Practice : the NEO Personality Inventory. Psychological Assessment, 4(1), 5-13.

Felitti VJ, Anda RF, Nordenberg D, et al., (1998): Relationship of childhood abuse and household dysfunction to many of the leading causes of death in adults. The Adverse Childhood Experiences (ACE) Study. American Journal of Prevention Medicine, 14(4):245-58.

Foa, E.B., Rothbaum B.O., Hembree, E.A.: Prolonged Exposure Therapy for PTSD. Oxford University Press, 2007.(金吉晴・小西聖子監訳『PTSD の持続エクスポージャー療法』〈星和書店〉2009)

Fujisawa TX, Nishitani S, Takiguchi S et al. (2019): Oxytocin receptor DNA methylation and alterations of brain volumes in maltreated children. Neuropsychopharmacology, 44(12): 2045-2053.

Herman, J. L. (1992): Trauma and Recovery: From Domestic Abuse to Political Terror. Rivers Oram Press. (中井久夫訳『心的外傷と回復』〈みすず書房〉1996)

Homma, I., Akai, L.:Breathing and Emotion. In Makinen, A. and Hajek, P.(Eds): Psychology of Happiness. Nova Science Publishers,pp 179-188.2010.

Horwitz T, Lam K, Chen Y et al. (2019): A decade in psychiatric GWAS research. Molecular Psychiatry, 24(3), 378-389.

Jaspers K (1913): Allgemeine Psychopathologie. Springer. Berlin.(内村祐之等訳『精神病理学総論』(岩波書店)〈1953-1956 年〉

Krueger R F (1999): The structure of common mental disorder. Archives of General Psychiatry, 56(10):921-926.

Kumsta R. Kreppner J. Rutter M et al. (2010): Deprivation-Specific Psychological Patterns: Effects of Institutional Deprivation. Monographs of the Society for Research in Child Development, 75(1), 48-78.

Locher C, Koechlin H, Zion SR, et al., (2017): Efficacy and Safety of Selective Serotonin Reuptake Inhibitors, Serotonin-Norepinephrine Reuptake Inhibitors, and Placebo for Common Psychiatric Disorders Among Children and Adolescents: A Systematic Review and Meta-analysis. JAMA Psychiatry, 74(10):1011-1020.

Nelson CA, Fox NA, Zeanah CH(2014): Romania's abandoned children: deprivation, brain development, and the struggle for recovery. Harvard University Press, Cambridge. (門脇陽子、森田由美訳 (2018):『ルーマニアの遺棄された子どもたちの発達への影響と回復への取り組み』〈福村出版〉)

Ohgami H, Terao T, Shiotsuki I, Ishii N, Iwata N.(2009): Lithium levels in drinking water and risk of suicide. British Journal of Psychiatry, 194(5):464-465.

Park C, Rosenblat JD, Brietzke E et al. (2019): Stress, epigenetics and depression: A systematic review. Neurosci Biobehav Review, 102, 139-152.

Poole NA, Wuerz A, Agrawal N. (2010) :Abreaction for conversion disorder: systematic review with meta-analysis. British Journal of Psychiatry,197(2):91-95.

Shapiro, F. (2001): Eye movement desensitization and reprocessing: Basic principles, protocols, and procedures 2nd ed.(市井雅哉監訳(2004):『EMDR: 外傷記憶を処理する心理療法』〈二瓶社〉)

Sparr L.F., Moffitt, M.C., Ward M.F., (1993): Missed psychiatric appointments: who returns and who stays away. American Journal of Psychiatry, 150(5), 801-805.

講談社現代新書　2752

# トラウマ　「こころの傷《きず》」をどう癒《い》やすか

二〇二四年八月二〇日第一刷発行

著　者　杉《すぎ》山《やま》登《と》志《し》郎《ろう》 

発行者　森田浩章
発行所　株式会社講談社
東京都文京区音羽二丁目一二―二一　郵便番号一一二―八〇〇一
電　話　〇三―五三九五―三五二一　編集（現代新書）
〇三―五三九五―四四一五　販売
〇三―五三九五―三六一五　業務
装幀者　中島英樹／中島デザイン
印刷所　株式会社新藤慶昌堂
製本所　株式会社国宝社
定価はカバーに表示してあります　Printed in Japan



N.D.C. 492　198p　18cm
ISBN978-4-06-536680-6

## 「講談社現代新書」の刊行にあたって

教養は万人が身をもって養い創造すべきものであって、一部の専門家の占有物として、ただ一方的に人々の手もとに配布され伝達されうるものではありません。

しかし、不幸にしてわが国の現状では、教養の重要な養いとなるべき書物は、ほとんど講壇からの天下りや単なる解説に終始し、知識技術を真剣に希求する青少年・学生・一般民衆の根本的な疑問や興味は、けっして十分に答えられ、解きほぐされ、手引きされることがありません。万人の内奥から発した真正の教養への芽ばえが、こうして放置され、むなしく滅びさる運命にゆだねられているのです。

このことは、中・高校だけで教育をおわる人々の成長をはばんでいるだけでなく、大学に進んだり、インテリと目されたりする人々の精神力の健康さえもむしばみ、わが国の文化の実質をまことに脆弱なものにしています。単なる博識以上の根強い思索力・判断力、および確かな技術にささえられた教養を必要とする日本の将来にとって、これは真剣に憂慮されなければならない事態であるといわなければなりません。

わたしたちの「講談社現代新書」は、この事態の克服を意図して計画されたものです。これによってわたしたちは、講壇からの天下りでもなく、単なる解説書でもない、もっぱら万人の魂に生ずる初発的かつ根本的な問題をとらえ、掘り起こし、手引きし、しかも最新の知識への展望を万人に確立させる書物を、新しく世の中に送り出したいと念願しています。

わたしたちは、創業以来民衆を対象とする啓蒙の仕事に専心してきた講談社にとって、これこそもっともふさわしい課題であり、伝統ある出版社としての義務でもあると考えているのです。

一九六四年四月　野間省一